THE ESSENTIALS OF
NURSING
LEADERSHIP

리더로 성장하는 간호학생을 위한

간호 리더십

Ruth Taylor / Brian Webster-Henderson
이혜영 구옥희 김지미 최미란 황성우 공역

메디컬포럼
MEDICAL FORUM

First edition published 2017

리더로 성장하는 간호학생을 위한

간호 리더십

2021년 2월 1일 인쇄

2021년 2월 5일 발행

저 자	Ruth Taylor, Brian Webster-Henderson
역 자	이혜영 구옥희 김지미 최미란 황성우
발 행 인	하재용
기 획	권승하
마 케 팅	이규환
교 정	박혜림
편집디자인	정희선
발 행 처	메디컬포럼
	등록 제 396-2019-000108 호
	주소 (10881)경기 파주시 문발로 141 파주출판단지 M빌딩 401-2호
	전화 (031) 8035-5776 팩스 (070) 7664-5776
	mdforum@mdforum.co.kr

* 파본은 교환해 드립니다.

* 인지는 역자와의 합의하에 생략합니다.

ISBN 979-11-91038-07-1 93510

정가 23,000원

역자 소개

‖ **이 혜 영** (두원공과대학교)

‖ **구 옥 희** (백석대학교)

‖ **김 지 미** (동남보건대학교)

‖ **최 미 란** (서울특별시 서남병원)

‖ **황 성 우** (두원공과대학교)

머리말

리더십은 개인이 속한 곳이면 어느 곳에서도 크든 작든 발휘되고 있다. 이런 리더십에 대해 몇 가지 질문을 던져본다. 우리는 얼마나 리더십을 발휘하고 있고 조직 안에서 얼마나 좋은 영향을 미치고 있는가? 간호교육자로서 또는 간호관리자로서 학생과 간호사의 리더십에 얼마나 길잡이를 하고 있는가? 우리는 간호지식과 간호기술만 가르치기에 급급하지는 않은가?

매일 만나는 환자나 대상자에게 최고의 간호를 제공하고 긍정적인 변화를 일으킬 수 있는 간호사와 간호학생의 리더십을 위해 이 책은 쓰였다. 간호사는 자신에게 맡겨진 대상자의 가장 힘든 시간에 전문적인 간호를 제공할 수 있는 지식과 능력을 지니고, 효과적인 리더십을 통해 다양한 환경에서 환자에게 양질의 치료를 제공해야 한다. 또한 간호학생은 임상실습을 하면서 간호사를 통해 의료전달에 영향을 미치는 변화와 도전을 경험하고 자라나는 리더로, 간호리더인 간호사와 간호교육자의 영향을 받고 있다. 이들은 보건의료체계에서 상호협력적이며 성장하는 리더로서 잠재역량을 갖출 수 있는 기회와 환경이 필요하다. 이 책을 통해 간호사와 간호학생이 임상현장에서 리더십을 발휘할 수 있도록 도움을 주고자 한다.

이 책의 원서인 「The Essentials of Nursing Leadership」은 간호사와 간호교육자가 집필하였다. 그 안에는 간호리더들의 정직, 지성, 연민과 용기가 있고, 글로벌한 경험과 지식이 있으며, 당면과제인 간호사 리더십 역량 개발에 대한 고민과 열정이 있다. 리더십의 이론을 소개할 뿐만 아니라 간호사와 간호교육자, 그리고 학생을 면담하여 실습경험을 소개하는 새로운 접근방식으로도 기술되었다. 또한 '활동(activity)'에서는 질문을 통해 리더로서 자신의 역할과 리더십 기술 및 속성을 확인하면서 자신을 성찰할 수 있는 기회를 제공한다.

이 책은

1부 간호리더십의 이해,

2부 확대된 간호리더십,

3부 간호리더십의 적용으로 구성되었다.

간호리더십의 이해에서는 개념, 이론 및 역사를 다루고, 확대된 간호리더십에는 조직에서, 임상에서, 전문가 간에, 대중과 글로벌 수준에서의 간호리더십 및 정책과의 리더십을 설명하며, 간호리더십의 적용에서는 코칭 리더십, 네트워크와 리더십 및 간호리더와 간호학생이 기대하는 리더십을 번역하여 소개하였다. 간호리더십의 개념과 이론의 일부는 이해를 돕기 위해 보완해 추가하였다.

우리는 이 책이 간호학생과 간호사의 리더십 잠재력을 깨우고, 간호의 교육자로, 그리고 간호리더로 성장하도록 안내할 것으로 확신한다. 마지막으로 출판을 위해 힘써주신 메디컬포럼 임직원 여러분께 깊은 감사를 드린다.

2021. 2.

대표역자 이혜영

차례

1부 간호리더십의 이해

2부 확대된 간호리더십

1부

간호리더십의 이해

1장

간호리더십의 개념

학습목표

1. 리더십의 개념을 이해한다.
2. 리더십과 관리의 개념 차이를 이해한다.
3. 리더십과 팔로워십의 개념 차이를 이해한다.
4. 간호리더십의 적용 개념을 이해한다.

주요개념

- 리더십, 관리, 팔로워십, 간호리더십

용어정의

- 리더십(leadership): 집단구성원의 행동이 공동목표 달성을 향하도록 영향력을 미치는 과정
- 관리(management): 조직 내 특정한 책임을 다하도록 권한을 가진 사람의 공식적 역할을 통해 일이 이루어지게 하는 과정
- 팔로워십(followership): 조직의 목표를 달성하는 데 기여하는 팔로워의 효과적인 자질이나 역할
- 간호리더십(nursing leadership): 직급이나 계급과 상관없이 간호업무를 수행하는 모든 구성원이 각자 위치에서 간호 역할의 전체적인 요구를 효과적으로 수행하며, 주도적으로 성과를 달성하기 위해 필요한 개인의 내재적 특성으로 지식, 기술, 태도의 집합체

서론

이 장에서는 리더십의 개념, 리더십과 관리의 차이점, 리더십과 팔로워십의 차이점 및 간호에 적용되는 리더십 개념을 살펴본다. 간호리더십의 개념은 특정 직위 관리자나 간호사뿐 아니라 간호학생 및 누구나 배워서 발휘할 수 있다는 관점에서 시작한다. 오늘날의 간호조직은 급변하는 보건의료환경 속에서 대상자 간호뿐만 아니라 의료조직에서의 역할이 보다 확대·강화되고 있어 간호리더의 역할이 매우 중요하다. 또한 직무 수준이나 조직 내 계층과 관계없이 간호가 돌봄의 고유한 가치를 추구하고자 할 때 개인은 물론이고 조직적 차원에서 간호리더십이 함께 발전해 가야 한다.

리더십 개념

리더십 개념은 어떤 관점에서 보느냐에 따라 크게 달라진다. 그러므로 리더십에 대한 다양한 관점에 내포된 본질적인 의미를 살펴보고 이해해야 한다. 리더십은 시대에 따라 변화해 왔는데, 1930년대는 개인적 특성을 강조하였고 1950~1960년대는 집단의 공동목표 달성을 위해 다른 사람들의 행동에 영향을 미치는 부분을 강조하였다.

1970년대는 리더와 구성원 간의 상호 영향에 초점을 두었으며, 1980년대는 비전을 제시하고 구성원과의 신뢰 형성을 통해 탁월한 성과를 이끌어 내어 변화를 주도하고자 하였다. 1990년대는 팔로워에 관심을 가지고 팔로워 스스로 자신을 효과적으로 이끌도록 영향을 미치는 데 중점을 두었으며, 2000년대는 조직의 인적 자본과 사회적 자본의 증진을 통해 조직의 적응력을 극대화하고자 하였다(백기복, 2016).

최근에는 공동목표 달성을 위해 집단구성원이 자발적인 노력을 기울이도록 영향을 미치는 과정으로 보고, 집단에서 사람 간의 상호작용과 집단구성원의 행동이 목표 달성을 향하도록 영향을 미치는 과정을 리더십이라고 한다(장금성 등, 2018).

리더십에 대한 정의는 매우 다양한데, 대표적인 학자들의 정의는 다음과 같다(이병숙 외, 2019).

- 목적 설정과 목적 달성을 위한 노력을 함에 있어서 집단의 행동에 영향을 미치는 과정(Stogdill, 1974)
- 주어진 상황에서 목표 달성을 위해 개인 또는 집단이 노력하도록 모든 활동에 영향을 주는 과정(Hersey and Blanchard, 1982)
- 상황이나 조직구성원의 인식과 기대를 구조화 또는 재구조화하기 위해서 구성원 간에 교류하는 과정(Bass, 1990)
- 개인이 타인에게 영향을 미치고 동기를 부여하며 타인이 조직의 효과성과 성공을 위해 공헌할 수 있도록 하는 능력(House et al., 1999)
- 리더가 조직구성원과의 상호작용 과정에서 주도적인 영향력을 행사하여 리더를 따르게 하고, 현재 능력을 충분히 발휘하게 하며, 자율성 및 잠재능력의 개발을 통해 직무성과가 향상되도록 변화시키는 활동(박유진, 2008)

리더십과 관리

리더십과 관리에 관한 개념의 차이를 알고 있는가? 이 장에서 각각의 개념을 정의하는 것은 리더에게 관련된 것이 무엇인지 명확하게 확인할 수 있도록 하기 위함이다. 이 책의 제목과 초점이 리더십에 맞춰져 있으므로 이어지는 내용은 대부분 리더십과 관련된다. 그러나 리더십과 관리는 이분법적으로 나뉘는 것이 아니므로 각 장을 학습하면서 더욱 명료해지기를 기대한다. 두 개념은 진화해 가는 의료시스템에서 리더십의 새로운 전략이 등장할 때마다 함께 등장하므로 관리가 간호실무와는 관련이 없다고 말하는 것이 아님을 명백히 밝히는 것이 중요하다. 오히려 관리기술이 필수적인 경우가 적지 않다. 예를 들면, 의료체계에서 어떤 관리자는 효율적인 예산관리를 통해 환자 관련 업무가 효과적으로 흘러가도록 보장해야 한다. 이러한 맥락에서 리더십은 관리요소를 다루고 소통하며 조정하는 방법과 관련될 것이며, 이는 대학이나 실무에서 학습을 통해 진전될 수 있다.

관리란 조직 내 특정한 책임을 다하도록 권한이 주어진 사람의 공식적 역할을 통해 일이 이루어지게 하는 과정이라고 설명할 수 있다. 한 부서의 관리자는 예산, 인력과 자원, 전체 조직목표 달성의 책임을 지니고 있다. 특정 상황이나 한 부서의 관리는 기대하는 바대로 리더십 기술이 사용되는 곳에서 더욱 잘 이루어진다. 스탠리(Stanley, 2009:22)는 리더십을 다음과 같이 정의하였다.

리더십이란 가치관을 중심으로 사람을 뭉치게 하며 다른 가치관을 가진 사람들과 사회적 관계를 구축하고 사람들이 변화하게 돕는 것으로 볼 수 있다.

테일러(Taylor, 2009)는 이러한 정의가 리더십의 핵심개념인 가치관, 변화 촉진, 대인관계 기술, 팔로워와 관계 맺음 등을 요약한 것이라 해석한다. 알다시피 리더십은 하나의 접근방식이 아니다. 그것은 광범위하게 정의될 수 있는 개념이면서, 리더가 등장하는 특정한 방식이나 혹은 관점에 따라 달라질 수 있는 것이다.

리더십과 팔로워십

리더에게 주어진 역할이 리더십이라면 팔로워에게 주어진 역할이 팔로워십이다. 어느 조직의 리더라도 최고관리자를 제외하고는 모두 팔로워의 역할을 수행해야 하므로 리더십과 팔로워십은 서로 다른 개념이 아닌 상호보완적인 개념으로 볼 수 있다. 조직이 성공하기 위해서는 탁월한 리더가 필요하듯이 탁월한 팔로워가 필요하다(구옥희, 2000).

Kelly(1994)는 팔로워를 지식, 용기, 독립심 및 윤리에 대한 강한 감각을 가지고 행동하는 사람으로 보고, 팔로워십 유형을 구분하기 위해 팔로워와 리더를 대상으로 설문조사를 한 결과 팔로워십 유형을 구분할 수 있는 두 가지 핵심요인으로 '사고'와 '참여'를 제시하였다. '독립적이고 비판적인 사고'는 스스로 생각하고, 건설적인 비판을 하며, 자기 나름의 개성이 있고, 혁신적이며 창조적인 것이다. '의존적이고 무비판적인 사고'는 할 일을 지시받아야 하고 스스로는 아무 것도 하지 못하며 생각을 하지 않는 것이다. 또한 '능동적이고 적극적인 참여'는 솔선수범하고 주인의식을 가지고 있으며, 적극적으로 참여하고 자발적이며, 맡은 일 이상을 행하는 것이다. '수동적인 참여'는 수동적이고 게으르며 늘 재촉과 감독을 받아야만 일하며 책임을 회피하는 것이다. 그는 팔로워십의 유형을 모범형, 실무형, 순응형, 소외형, 수동형의 다섯 가지로 구분하여 설명하면서, 상황이 다르고 시점이 다르면 다른 유형의 팔로워십을 사용할 수도 있다고 하였다. 팔로워십은 직무만족, 조직몰입, 임파워먼트 등 조직성과 요인에 영향을 미치므로 조직의 팔로워 유형에 따라 다양한 리더십 전략이 필요하다(구옥희, 2000). 또한 팔로워십을 격려하는 조직문화를 만들기 위해서는 위임을 통하여 팔로워에게 자신의 결정에 책임을 지며 자신의 업무에 대해 독립적으로 사고할 수 있는 기회를 제공하고, 그에 따른 적절한 보상을 해 주어야 한다(Lee, 1991; Kelly, 1994).

리더가 팔로워 없이 존재할 수 없음은 더 말할 필요가 없다. 그러므로 상황에 따라 간호학생은 리더 역할을 할 수도 있고 때로 팔로워 역할을 할 수도 있어야 한다.

활동 1.1

- 자신이 생각하는 리더십은 무엇인지 발표해 본다.
- 리더십과 관리는 어떠한 차이가 있다고 생각하는가?
- 리더십과 팔로워십은 어떠한 차이가 있다고 생각하는가?

간호리더십의 개념

지식창조와 융복합의 제4차 산업혁명 시대에는 각자의 위치에서 스스로를 이끌어 가는 리더십이 필요하다. 임상현장에서 모든 간호사가 개인의 능력과 특성을 고려한 능동적인 업무뿐 아니라 공동의 팀 업무를 통해 최상의 환자 결과를 내기 위해서는 다양한 형태의 리더십이 필요하다.

간호리더십은 모든 간호대상자로 하여금 건강 관련 필요한 지식, 의지와 자원을 갖추도록 지도하거나 이끌어 주며, 개인과 조직의 목표를 위해 구성원이 집단활동에 자발적으로 참여하여 목표를 달성하도록 유도하는 리더의 능력을 뜻한다. 그러므로 간호학생부터 시작하여 간호사 경력에 따른 간호직무 리더십을 개발하여 간호에 대한 가치와 전문직업적 태도를 명확히 취하고 직무수행 과정에서 간호리더십을 발휘하는 것이 바람직하다(장금성 등, 2018).

간호리더십의 속성

간호리더십의 개념을 분석한 연구결과에 따르면, 개인의 성장, 협력, 간호 탁월성, 창의적 문제해결, 영향력의 5개 간호리더십 속성이 제시되었다(김정숙 등, 2015). 이 장에서는 도출된 연구결과를 바탕으로 간호리더십의 속성을 소개하고자 한다.

개인의 성장이란 자기영향력을 행사하기 위해 사용되는 사고 및 행동전략을 의미하며, 자아성찰, 자기조절, 자기관리, 자아실현의 4가지 하위속성을 바탕으로 발달한다(김정숙 등, 2015). 즉, 자기관리 역량과 간호대상자를 관리하는 능력 향상에 중점을 두고 자아성찰, 자기조절, 자기관리, 자아실현을 통해 리더의 역량과 자질을 개발하는 것이 간호리더십을 갖춘 개인으로 성장하도록 한다.

협력이란 대상자에 대해 다학제 간 각 전문직의 독자성과 고유성을 상호존중하고 적절한 의사소통과 조정을 도모한 팀 활동을 통해 목적을 달성하는 것이며, 다양성에 대한 이해와 공감, 의사소통, 대인관계, 팀워크의 4가지 하위속성에 기초하여 발달한다(김정숙 등, 2015). 간호대상자의 문제를 해결하기 위해 다학제 간 상호존중 정신과 적극적이며 효율적 소통을 통해 팀워크를 발전시키고 이를 기반으로 조직의 목표를 달성하는 것이 간호리더십의 속성 중 하나인 협력이다(장금성 등, 2018).

간호탁월성이란 일반적 전문지식, 전문적 임상지식 및 임상수행 능력을 토대로 상급 간호실무 수행을 통해 간호 및 의료 질을 향상시키고 대상자의 건강증진을 위한 역할모델로서 사회발전에 기여하는 고도의 전문화된 간호를 제공하는 것이다(김정숙 등, 2015). 여기에는 숙련성, 전문성, 역할모델링의 3개 하위속성이 포함된다. 숙련된 간호실무 능력을 바탕으로 창의적이며 혁신적인 간호서비스를 제공하는 상급 간호실무자로서 전문적 역할을 수행하며(원효진, 2013; 정미화, 2012), 구성원을 새롭게 하고 힘을 주고 영감을 주는 행위로 구성원을 변화 및 활성화시키는 역할모델이 되어 동료를 지지하는 것을 의미한다

(김정숙 등, 2015).

창의적 문제해결이란 동기부여가 극대화된 개인이 오랫동안 한 영역에 몰입하면서 발달한 전문성이 발휘된 결과물로서, 문제 이해하기, 아이디어 생성하기, 실행을 위한 준비하기, 접근방법 계획하기 등의 4가지 요소가 포함된다. 여기에는 비판적 사고, 창의성, 의사결정 능력, 문제해결 도구/기술 활용, 혁신행동의 5가지 하위속성이 확인되었다(김정숙 등, 2015). 간호사가 체계적이고 비판적이며 종합적인 사고를 통해 간호문제에 대해 새롭고 다양한 방법으로 접근해 창의적으로 해결해 나가는 것을 의미한다(장금성 등, 2018).

간호리더십의 마지막 속성인 영향력은 복잡하고 특정한 목적을 달성하기 위해 리더가 다른 사람(팔로워)에게 영향을 미치는 다차원적인 과정을 의미한다. 특정한 행동적 · 인지적 전략을 적용해 개인이 높은 성과를 올리도록 이끌어 주는 자율적 힘이며, 보다 높은 조직목표를 달성하고 조직문화를 창출하는 것이다(김복미, 2007; 김인아, 2006). 세부속성으로 구성원을 이끌 수 있는 능력, 목표 달성, 조직문화 창출, Health policy의 4가지 하위속성이 제시되었다(김정숙 등, 2015). 즉, 최상의 간호 및 의료 서비스 제공을 위해 구성원들이 공동의 비전과 목적을 공유하고 지지적 협력체계 속에서 전문적이며 창의적인 문제해결을 통해 궁극적인 조직목표 달성과 새로운 조직문화 창출을 통해 국민 건강증진과 다양한 간호 및 보건의료 정책이 확립되도록 이바지하는 것이다(장금성 등, 2018).

리더로 성장하는 간호학생을 위한 간호리더십 준비

모든 의료종사자에게 영향을 미치는 보건의료환경의 변화 속도와 규모는 일부 의료인에게 부정적으로 느껴질 수 있다. 어떤 사람은 이러한 변화를 개방의 기회로 보고 발전하는 의료환경에서 활력을 느낄 수 있다. 여기서는 모든 간호사가 의료서비스 재구성을 이해하고 선도적인 의료개혁에 적극적으로 참여하는 것이 얼마나 중요한지 강조하고 싶다. 요컨대 오늘날의 간호학생은 미래 간호계의 리더이다. 그러므로 윤리, 열정, 에너지, 희망을 유지하고 인프라와 변화를 이해하는 등 교육 전반에 걸쳐 임상 및 정치 리더십의 측면을 개발해야 한다(Fullan, 2001).

활동 1.2

- 본인의 리더십을 키우는 방법을 파악하여 작성해 본다.

간호학생으로서 리더십 기술을 개발하고 관련된 문제를 다룰 수 있는 교육 프로그램이 필요하다. 커티스(Curtis, 2011)는 리더십이 간호실무의 필수요소이며, 교과과정 및 실습교육과 연계되어야 한다고 제안하였다. 최근 연구(Cummings et al., 2008; Hughes et al., 2006)를 통해 임상실습을 이끌 수 있는 능력에 가장 중요한 영향을 미치는 것은 성격 특성, 경험 및 연령이며, 리더십이 간호교육에 포함되고 통합될 때 간호실무에 긍정적인 영향을 미친다는 것을 알 수 있다.

영국의 NMC(the Nursing and Midwifery Council, 간호조산위원회, 2010)는 면허간호사를 양성하기 위한 교육표준을 다음과 같이 발표했다.

- 전문적인 가치
- 의사소통 및 대인관계 기술
- 간호실무 및 의사결정
- 리더십, 관리 및 팀 작업

"리더십, 관리 및 팀 작업(leadership, management and team working)"과 관련된 표준은 간호사가 질 개선 및 서비스 개발을 통해 변화의 대리인 역할(act as change agent)을 하고 리더십을 제공하여 사람들의 건강과 의료 경험을 향상시켜야 한다고 명시한다. 간호사는 간호를 체계적으로 평가(systematically evaluate care)하고 다른 사람들과 결과를 공유하여 사람들의 경험과 간호 결과를 개선하고 미래의 서비스를 형성하도록 도와야 한다. 우선순위를 파악하고 시간과 자원을 효과적으로 관리하여(identify priorities and manage time and resources) 간호의 질을 유지 또는 향상시킬 수 있어야 한다. 또한, 스스로를 인식(self-aware)하고 자신의 가치, 원칙 및 가정이 자신의 실천에 어떤 영향을 줄 수 있는지 알 수 있어야 한다. 그리고 감독, 피드백, 성찰 및 평가를 통한 경험에서 배움으로써 자신의 개인적이고 전문적인 발전을 유지해야 한다.

한편 간호사는 전문적이고 개인적인 개발방법을 다양하게 사용하여 간호학생이 자신의 능력을 개발(facilitate nursing students and others to develop their competence)할 수 있도록 도울 책임이 있다. 팀뿐만 아니라 독립적으로도 일해야 하며 전문가 및 에이전시의 경계를 넘어 효과적으로 일해야 한다(work independently as well as in teams and work effectively across professional and agency boundaries).

이러한 역량을 모두 달성하기 위해 필요한 지식, 기술 및 태도를 어떻게 개발할 수 있을지 궁금할 것이다. 그러나 보어(Bower, 2000)는 리더의 주요 자질은 충분한 동기를 부여한 사람이 개발할 수 있는 다양한 기술과 태도에 기초하며, 모든 사람에게는 리더십 잠재력이 있다고 주장한다. 이 책은 리더십 활동에 참여하기 위한 도구 개발에 대한 내용과 간호 학생 및 리더로서의 역할, 즉 학습 촉진자로서의 역할을 자세히 확인할 수 있는 예제를 제공한다.

학습단계에 따라 간호학생과 협력하고 경험을 통해 학습을 촉진하는 것이 중요하다. 과정을 이수하기 위해 노력하고 새로운 실습으로 나아갈수록 교육과 촉진의 역할이 더욱 중요해질 것이다. 많은 간호학생은 후배들을 지원함으로써 멘토링 기술을 개발하기 시작한다. 임상환경에서 학습하는 것은 특히 학습환경이 학생에게 안전하고 가치 있고 흥미로움을 느낄 수 있을 때 의미가 있다. 학습환경 내에서 학습의 필수요소는 롤모델링과 관련이 있으므로 리더는 지식 한계와 불확실성 영역에 대한 호기심에 대해 통합성과 정직성을 입증해야 한다.

활동 1.3

- 자신에게 영감을 준 멘토를 생각해 보고, 멘토가 당신에게 영향을 미친 이유를 기록해 본다.
- 멘토의 리더십 특성 중 일부를 자신의 리더십 실천을 위해 어떻게 통합할 수 있을지 작성해 본다.

마지막으로 간호리더에게 있는 특성 또는 속성에 대해 생각해야 한다. 경력이나 멘토가 없어도 환자와 대화할 때는 간호사가 리더라는 것을 기억해야 한다. 이러한 상호작용에서 간호학생의 리더로서의 역할은 매우 중요하며, 대인관계 기술, 상호작용을 기반으로 한 결정, 환자 경험에 미치는 영향을 통해 리더십을 나타낼 수 있다. 따라서 마지막으로 활동 1.4는 자신의 발전을 위해 리더십, 관리 및 팀 작업 역량을 결합한 개인 경력 개발을 목표로 한다.

활동 1.4

- 간호리더십의 속성 중에서 어느 것을 더 발전시키고 싶은가?
- 자신의 실무를 위해 향상시켜야 할 역량을 생각해 본다.
- 임상에서 학습을 통해 멘토와 상담하고 학습을 위한 실천계획을 개발해 본다.
- 지식과 이해를 넓힐 수 있는 근거기반의 논문을 찾아보고, 논문에서 학습한 마인드맵 또는 학습을 요약하고, 실제 상황에서 학습을 가장 잘 적용할 수 있는 방법을 찾아본다.
- 동료들과 한 가지 이상의 영역에 대해 토론하고 주제에 대해 이해한 후, 지식기반을 개발하기 위해 함께 노력해 본다.

요약

- 리더십에 대한 다양한 관점에 따라 개념과 정의가 달라질 수 있으며, 시대와 상황에 따라서도 리더십의 개념이 변화하여 왔다. 그러나 많은 학자의 리더십에 대한 정의를 종합해 볼 때, 리더십이란 공동목표 달성을 위해 집단의 구성원이 자발적인 노력을 기울이도록 영향을 미치는 과정이라고 정의할 수 있다.
- 리더십과 관리는 이분법적으로 나뉘는 것이 아니며 진화해 가는 의료시스템에서 리더십의 새로운 전략이 등장할 때마다 함께 등장하므로 리더십은 관리요소를 다루고 소통하며 조정하는 방법과 관련될 것이며, 이는 대학이나 실무에서 학습을 통해 진전될 수 있다.
- 리더십과 팔로워십은 서로 다른 개념이 아닌 상호보완적인 개념으로 볼 수 있다. 조직이 성공하기 위해서는 탁월한 리더가 필요하듯이 탁월한 팔로워가 필요하다.
- 간호리더십은 모든 간호대상자로 하여금 건강 관련 필요한 지식, 의지와 자원을 갖추도록 지도하거나 이끌어 주며, 개인과 조직의 목표를 위해 구성원이 자발적으로 집단활동에 참여하여 이를 달성하도록 유도하는 리더의 능력이다.
- 간호리더십의 속성으로는 개인의 성장, 협력, 간호탁월성, 창의적 문제해결, 영향력의 5개 속성이 연구를 통해 도출되었다.

참고문헌

01 구옥희(2000). 임상간호사의 팔로워십(followership)과 직무만족, 조직몰입과의 관계. 대한간호학회지, 30(5), 1254-64.

02 김복미, 이윤미, 윤숙희, 최은옥(2007). 간호사가 지각한 수간호사의 리더십과 조직유효성에 관한 연구. 간호행정학회지, 13(3), 373-383.

03 김인아, 박영주, 서문경애, 임지영(2006). 간호조직에서의 리더십에 관한 논문 고찰. 간호행정학회지, 12(2), 311-322.

04 김정숙, 김윤민, 장금성, 김복남, 정석희(2015). 간호리더십에 대한 개념 분석. 간호행정학회지, 21(5), 575-586.

05 박유진(2008). 현대사회의 조직과 리더십. 서울:양서각

06 백기복(2016). 리더십 리뷰: 이론과 실제. 서울: 창민사.

07 원효진, 조성현(2013). 간호사의 셀프리더십에 관한 문헌분석. 간호행정학회지, 19(3), 382-393.

08 이병숙 외(2019). 간호관리학(4판). 서울: 학지사메디컬.

09 장금성, 이명하, 김복남, 김윤민, 김은아, 김정숙, 백명, 정경희, 정석희(2018). 실천중심 간호리더십. 서울: 학지사메디컬.

10 정미화, 고명숙(2012). 프리셉터의 셀프리더십이 역할인식과 직무만족에 미치는 영향. 간호행정학회지, 18(2), 146-154.

11 Bass, B. M. (1985). Leadership and performance beyond expectations. NY: Free Press.

12 Bower, F. L. (2000). Nurses Taking the Lead: Personal Qualities of Effective Leadership: Philadelphia: WB Saunders Company.

13 Cummings, G., Lee, H. and MacGregor, T. (2008). 'Factors contributing to nursing leadership: a systematic review'. Journal of Health Service Policy, 13(4), 240–8.

14 Curtis, E., De Vries, J. and Sheerin, F. (2011). 'Developing leadership in nursing: exploring core factors'. British Journal of Nursing, 20(5), 306–9.

15 Fullan, M. (2001). Leading in a Culture of Change. San Francisco, CA: John Wiley & Sons, Jossey-Bass.

16 Hersey, P., Blanchard, K. H. (1982). Leadership style: Attitudes and behaviors. Training & Development Journal. 36(5), 50-52.

17 House R. J., Hangers, P. J., Ruiz-Quintanilla, S. A., Dorfman, P. W., Javidan, M., Dickson, M. & Associate(1999). Cultural influences on leadership and organization: project GLOBE, cited in 현대조직의 리더십 이론(2004). 이상욱 역. 시그마프레스.

18 Hughes, R., Ginnett, R. and Curphy, G. (2006). Leadership: Enhancing the Lessons of Experience, 5th edition. Boston, MA: McGraw-Hill.

19 Kelly, R. E. (1994). The power of followership. NY: Doubleday, cited in 폴로어십과 리더십(1994). 장동현 역. 고려원.

20 Lee, C. (1991). Followership: The essence of leadership. Training, Jan, 27-35.

21 Nursing and Midwifery Council (2010). Standards for Pre-Registration Nursing Education. London: NMC.

22 Stanley, S. (2009) 'Clinical leadership and the theory of congruent leadership'. In: Bishop, V. (ed.), Leadership for Nursing and Allied Health Care Professionals. Berkshire: McGraw-Hill.

23 Stogdill R. M. (1974). Handbook of leadership: A survey of the literature. NY: Free Press.

24 Taylor, R. (2009). 'Leadership theories and the development of nurses in primary healthcare'. Primary Health Care, 19(9), 40-5.

2장

간호리더십과 팔로워십의 이론

학습목표

1. 리더십의 특성이론, 행동이론, 상황이론의 특징을 구분한다.
2. 리더십의 거래적 이론과 변혁적 이론의 차이를 설명한다.
3. 리더십의 유형을 이해한다.
4. 팔로워십의 개념을 이해한다.

주요개념

- 특성이론, 행동이론, 상황이론, 거래적 이론, 변혁적 이론, 팔로워

용어정의

- 특성이론(trait theory): 리더가 될 수 있는 사람은 남다른 특성을 선천적으로 지니고 있다는 이론
- 행동이론(behavioral theory): 리더가 자신의 역할을 수행하기 위해 구성원에게 어떤 행동을 보이느냐에 따라 리더십의 효과성이 결정된다는 이론
- 상황이론(situational theory): 상황적 요소에 따른 적합한 리더십 유형을 적용함으로써 리더십의 효과성이 결정된다는 이론
- 거래적 이론(transactional theory): 리더와 팔로워 사이에 각자 필요한 것을 거래(교환)하여 효과적인 리더십을 도출해 낼 수 있다는 이론
- 변혁적 이론(transformational theory): 리더가 팔로워에게 비전(vision)을 제시하고 그 비전 달성을 위해 함께 힘쓸 것을 호소하여 팔로워의 가치관과 태도의 변화를 통해 성과를 이끌어 낸다는 이론
- 팔로워(follwer): 리더나 조직에 의존하는 수동적인 사람이 아니라 리더를 보좌하는 일차적인 보조자로 실질 업무를 수행하고 리더와 조직의 성공을 좌우하는 사람

서론

리더십 이론은 그 자체가 갖고 있는 기술이나 속성의 특징을 설명하여 개인이 지도하거나 관리할 수 있도록 개발되어 왔다. 리더십에 관한 기술, 행동, 실천을 단지 일부 개인이 가진 전유물로 보지 않고 보다 넓게 조망함으로써 계속 진화했으며, 현재는 간호사가 실무에서 리더십을 통해 자신의 역량을 개발하는 데 통찰력을 제공한다.

이 장에서는 이론의 중요성을 살펴보고, 이론이 간호실무의 리더십에 미치는 영향을 분석한다. 특히 정책이나 조직적 맥락에서 조직 내의 상위 리더 역할을 중점적으로 살펴볼 것이다. 이러한 상위 리더십에 관한 내용은 간호학생의 리더에 대한 자신의 비전과 열망 그리고 잠재력을 키워 주는 증례로 사용될 수 있다. 또한 간호학생이 리더로서 어떻게 리더십 역량을 키울 수 있으며, 미래 실무에서 자신만의 특성을 지닌 리더로 성장하는 데 필요한 요소를 살펴보고자 한다.

또한 특성이론, 행동이론, 상황이론, 거래이론 및 변혁적 이론과 같은 핵심적인 리더십이론과 최근 등장한 현대적 리더십의 유형을 살피고자 한다. 이론을 논하는 목적은 이들 이론을 더 깊게 탐구할 수 있는 배경지식과 근거를 제공하고, 현재 자신의 리더십 스타일을 들여다보고 어떻게 리더로서 능력을 개발할 것인지를 고려하는 데 있다.

마지막으로 리더십과 상호보완적인 하나의 개념인 팔로워십의 개념과 유형을 소개하고 간호사들의 팔로워십의 유형을 확인한다.

리더십 이론

1) 특성이론

19세기 역사가들은 왜 소수의 개인이 역사에 특별한 영향을 끼쳤는지를 이해하려고 하였다. 토마스 칼라일(Thomas Carlyle)은 「영웅숭배론(On heroes, hero-worship, and the heroic in history)」에서 역사의 중요한 전환점에는 뛰어난 지혜와 기술, 지성 혹은 카리스마를 가진 위인이 있었다고 하였다. 그는 그 증거로 셰익스피어, 나폴레옹과 같은 잘 알려진 영웅의 삶을 기술하였는데, 이는 후에 위인이론이라 알려졌다. 위인이론은 그 후 특성이론의 개발로 이어졌다.

허버트 스펜서(Herbert Spencer)는 이러한 위인이론에 비판적 견해를 보였다. 그는 위인이란 그들이 살았던 사회와 상황에 의해 만들어진 것으로, 위인의 인종, 사회적 위치, 교육 등의 요인이 복합되어 그들이 살았던 시기의 중요한 사건에서 그들의 위대한 특성을 드러나게 했다고 해석하였다. 위인이 역사를 만들었다고 보는 관점이든 사회적 상황이 그러한 위인을 만든 것이라는 관점이든 위인과 역사의 관계는 부정할 수 없다. 이러한 측면은 전문직 간호와 나이팅게일과 같은 위대한 간호사의 관계에서도 엿볼 수 있다.

위대한 리더에 관한 연구는 리더십에 관한 생각을 리더십의 특성이론으로 진화시키는 데 바탕이 되었다. 특성이론은 리더로서 영향력을 발휘하였던 많은 리더에게는 공통적인 특성이 있다는 이론이다. 즉 어떤 사람이 위인의 특성과 기술을 개발할 수 있다면 그 사람이 리더십을 더욱 효과적으로 발휘할 수 있다고 가정한 것이다.

사람을 리더로 개발하고 리더를 이해하기 위한 틀로서 특성이론을 보았을 때의 문제 중 하나는 매우 많은 특성이 확인된다는 것이다. 사실상 그 많은 특성은 일련의 뛰어난 특성의 나열일 뿐이다. 리더의 특성 중 지배적이고 독단적이며 야심적인 면은 일부 경영이나 산업 분야에서만 효과적일 뿐 전반적인 다른 분야 리더의 특성으로 보기는 어렵다. 이후 특성이나 기술은 리더십의 바탕이 될 뿐이고 리더십의 결과는 리더의 활동을 통해 만들어 낸다는 인식이 점차 커졌다.

활동 2.1

- 역사적인 위인 중 자신의 롤 모델이 되어 줄 한 사람을 선택해 본다.
- 선택한 위인에 관한 긍정적 혹은 비판적인 자료를 다양하게 수집하여 강점과 약점을 찾아보고, 자신이 리더로 성장하는 데 취하고 싶은 특성이 무엇이고, 왜 그런지 글로 정리해 본다.

2) 행동이론

리더십 행동이론은 성공적인 리더가 하는 일은 무엇이고, 직면한 도전에 어떻게 대응해서 원하는 성과를 달성하는지에 관한 연구에서 시작되었다. 막스베버(Max Weber)는 리더십 행동이론의 초기 이론가로, '관료적 리더'와 '카리스마적 리더', 두 가지 유형의 리더십이 있다고 하였다. 관료적 리더는 업무가 적절히 안전하게 이루어지도록 절차를 안내하여 따를 수 있게 하는 구조화된 방식을 취하는 사람이다. 이 방식은 은행, 병원, 대학과 같은 조직관리에서 품질과 안전이 매우 중요한 조직에 가장 효과적이라고 하였다. 카리스마적 리더십은 리더가 팔로워에게 에너지와 열정을 불어 넣는 방식으로, 조직 설계와 혁신이 필요한 조직에 가장 적합하다고 하였다. 베버와 그의 동료들은 이를 다시 세 가지 유형의 행동 스타일, 즉 '권력과 권한을 과시하는 전제적 리더십', '구성원의 참여를 이끌어 내는 민주적 리더십', '다른 사람이 권한을 행사하도록 하는 자유방임형 리더십'으로 설명하였다.

초기 리더십 행동이론은 의사결정에 구성원의 참여 정도를 반영한 다양한 리더십 행동 범위가 리더나 상황에 따라 효과적일 수 있다는 아이디어에서 시작되었다. 예를 들어 전제적 리더십은 응급상황에서는 리더가 권력과 권한을 발휘하는 것이 가장 효과적이라는 점에 동의할 것이다. 예를 들어 화재로 인한 비상상황에서 소방서에 연락할 사람을 결정하기 위한 회의를 소집하는 것은 비효과적일 것이다. 마찬가지로 병동의 바이러스 감염 발생을 통제하기 위해 자유방임형 리더십을 사용하는 것도 같은 맥락에서 부적절할 것이다.

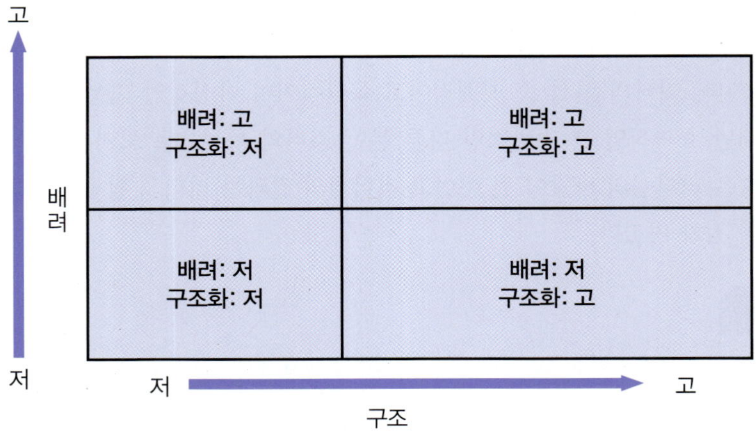

그림 2.1 오하이오 대학 리더십 모델: 4가지 리더십 유형

후기 리더십 행동이론은 리더십 행동의 결정요인을 두 개의 독립된 개념으로 파악하고 리더십이 조직생산성과 만족에 미치는 효과를 찾으려고 하였다. 오하이오 주립대학에서 개발한 이 이론은 배려와 구조화라는 독립된 개념의 정도 차이에 따라 리더를 분류하였다(그림 2.1). 배려는 리더와 팔로워가 서로 신뢰하며, 상호존중을 바탕으로 팔로워의 복지에 관심을 보이는 리더의 행동이다. 구조화는 과업 할당, 절차규명, 하한선 설정, 표준 유지, 조정 등의 활동을 통해 팔로워의 역할을 구조화하여 조직의 목표를 달성하고자 하는 리더의 행동이다. 이러한 두 가지 개념에는 네 가지 리더십 행동이 있으며, 가장 이상적인 것은 높은 구조화, 높은 배려를 보이는 리더십 행동이라고 하였다.

블레이크(Blake)와 머튼(Mouton)은 오하이오 주립대학 연구결과를 바탕으로 두 가지 개념의 정도 차이를 아홉 가지로 세분화하여 다섯 가지 리더십 행동으로 확장하였다(그림 2.2). 두 개념의 독립된 좌표 축 지점을 활용하여 무관심형(x1 : y1), 사교형(x1 : y9), 중도형(x5 : y5), 과업형(x9 : y1), 팀형(x9 : y9)으로 구분하며, 여기서 가장 이상적인 리더십 행동은 팀형이다.

후기 리더십 행동이론은 리더의 어떤 리더십 행동이 효과적인지를 규명하여 이를 근거

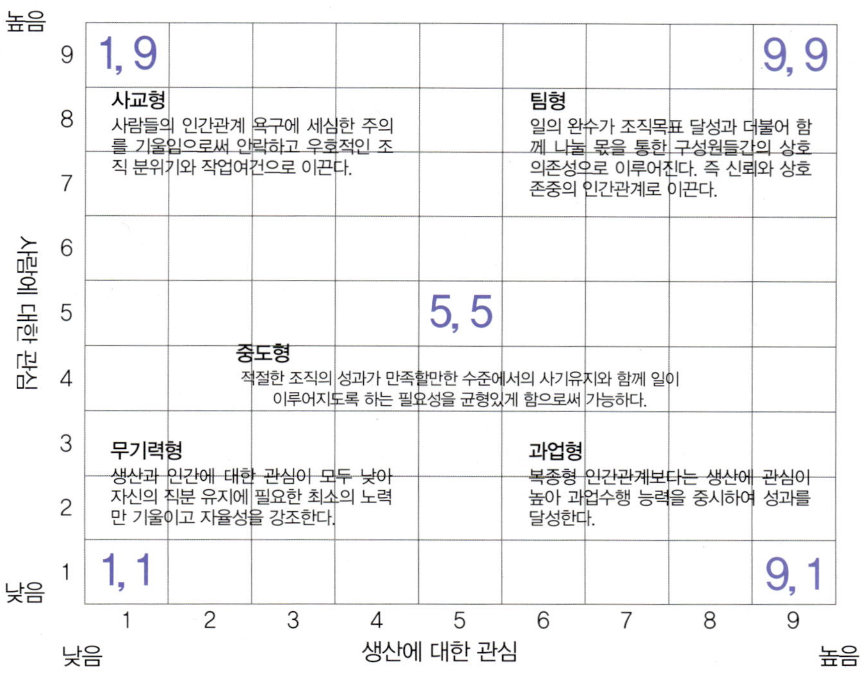

그림 2.2 블레이크와 머튼의 관리격자 모델

로 리더십 행동을 훈련시킬 수 있게 함으로써 리더십 역량을 개발할 수 있도록 하였다. 한편 상황에 제약적이지 않은 일반화된 리더십 행동을 찾아낼 수 없었는데, 이러한 제한점을 분석한 결과 리더십 행동과 구성원의 능력, 직무환경의 특성이 상호작용하여 만들어 내는 다양한 현상을 고려해야 할 필요가 생겼다.

활동 2.2

- 임상실습 경험을 통해 인상적이었던 관리자의 리더십 행동을 선택해 본다.
- 리더십 행동이론 중 하나를 골라 관리자가 사용한 리더십 스타일을 확인하고 그 사례를 기술해 본다.

3) 상황이론

상황적 리더십 이론은 가장 효과적인 리더십 유형이 상황, 팔로워, 과업를 고려한 것이라고 제안한다. 이 이론의 선구자는 피들러(Fiedler)로, 피들러의 상황적합성이론(contingency theory)에서 리더십 행동은 리더가 집단 내에서 함께 일하기 가장 꺼리는 동료에게 대해 평가(the least preferred co-worker, LPC 평가점수)할 때 높은 점수를 주는 것은 싫은 동료를 긍정적으로 평가하는 것이며, 싫은 동료라도 관계를 고려하여 좋게 평가한 것이므로 관계지향적 리더십 행동을 보일 가능성이 높은 것으로 판단한다. 다른 리더십 행동은 LPC가 낮은 점수로 싫은 동료를 부정적으로 평가하는 것으로, 이는 대인관계보다 과업성과를 추구하는 과업지향적 리더십 행동이다. 더불어 상황요소로 리더와 구성원의 관계, 과업구조, 리더의 직위권력의 세 요소에 정도 차이를 주고 조합하여 8개의 상황으로 분류하고 리더에게 유리한 상황 정도를 구분하여 리더와 구성원의 관계가 좋고,

상황변수								
리더-구성원 관계	좋음				나쁨			
과업구조화	높음		낮음		높음		낮음	
직위권력	강함	약함	강함	약함	강함	약함	강함	약함
8개 상황	1	2	3	4	5	6	7	8
상황에 가장 효과적인 리더십 유형	T	T	T	R	R	R	R	T

T(Task) : 과업지향적 유형, LPC 점수 낮음. R(Relation ship) : 관계지향적 유형, LPC 점수 높음

그림 2.3 피들러의 상황적합성 모델

과업이 구조적이고, 리더의 직위권력이 리더가 통제하기 유리한 상황이고, 그렇지 못한 상황은 불리한 상황이라고 하였다. 상황이 유리하거나 불리할 때는 과업지향적인 리더십 행동이 효과적이고, 상황이 중간 상태일 때는 관계지향적 리더십 행동이 효과적이다(그림 2.3).

피들러의 상황적합성이론은 과거 리더십 연구가 리더에만 초점을 두었던 것에서 리더에게 부정적이던, 긍정적이던, 영향을 줄 수 있는 연관된 상황변수를 포함시킴으로써 리더십에 대한 새로운 이해를 할 수 있게 하였다. 그러나 제시한 개념과 측정의 결함으로 타당성의 문제가 제기되기도 하였다. 그럼에도 불구하고 리더십의 과정이 복잡한 현상이라는 것을 알게 해 준 것에 의미를 둘 수 있다.

상황이론 중 가장 널리 알려진 이론은 허시와 블랜차드(Hersey & Blanchard)의 상황적 리더십 이론(Situational Leadership theory)이다. 상황적 리더십이란 오하이오 대학의 리더십 행동이론을 기반으로, 하나의 가장 유효한 리더십 행동을 찾기보다는 상황에 적합한 리더십 행동을 선택하고 구성원의 성숙도(readiness)에 따라 리더의 리더십 행동을 적용해야 한다는

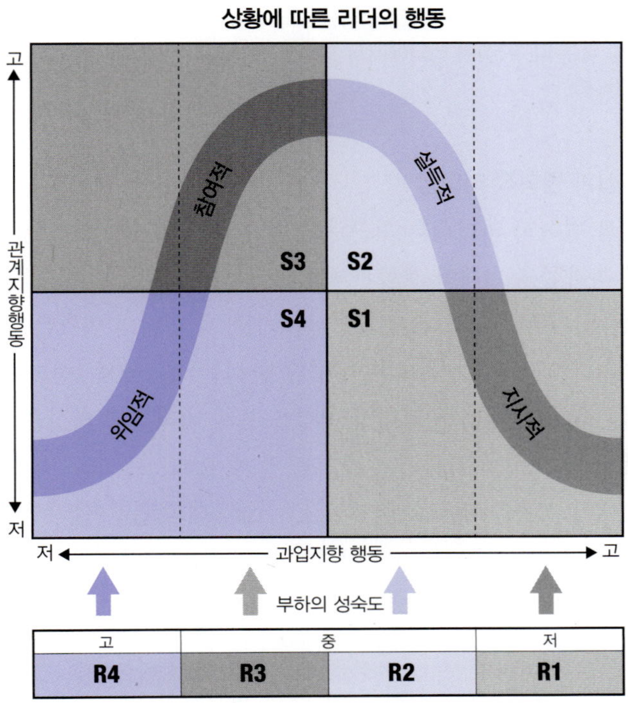

그림 2.4 허시와 블랜차드 상황적 리더십 모형

것이다. 이 이론에서 상황은 구성원의 성숙도이며, 구체적으로는 과업에 대한 능력, 동기를 말한다. 구성원의 성숙도는 낮은 단계(R1)에서 높은 단계(R4)까지 4가지로 구분한다. 리더가 상황에 적용하는 4가지 리더십 행동으로 '지시적 스타일(telling style)'은 구성원이 주저하며 미숙한 상황일 때, '설득적 스타일(selling style)'은 구성원이 하려는 의지는 있으나 기술이 부족한 상황일 때, '참여형 스타일(participating style)'은 구성원이 능력은 있으나 자신감이 부족한 상황일 때, '위임형 스타일(delegating style)'은 구성원이 유능하고 경험도 있으며 하려는 의지가 있는 상황일 때 사용해야 한다고 제안한다(그림 2.4).

허시와 블랜차드의 상황적 리더십 이론은 구성원의 성숙도에 맞는 리더십 행동을 강조함으로써 조직의 생산성에 기여하며, 나아가 구성원 성숙도의 개발도 가능하다는 점을 시사한다. 하지만 구성원 성숙도 개념의 구성 타당성을 입증하기 어렵고, 상황변수 전체를 대변할 수 있는지에 대해 비판의 여지가 있다.

활동 2.3

- 리더로 인정하는 사람에 대해 생각해 본다.
- 그들의 특성이나 행동, 그들이 마주했던 상황을 고려하여 블로그 혹은 SNS에 그 사람에 대한 짤막한 찬사의 글을 써 본다. 자신이 리더에게서 발견한 무엇을 가장 가치 있다고 생각하는지 알아보는 데 도움이 될 것이다.

4) 거래적 리더십과 변혁적 리더십

거래적 리더십과 변혁적 리더십은 최근 등장한 이론적 접근으로, 업무환경 문화와 관련이 깊다. 거래적 리더십은 거래적 교환관계에서 성립하며, 지금까지 언급한 특성이론, 행동이론, 상황이론이 이에 해당한다. 거래적 리더십에서 리더의 역할은 첫째, 조직에서 구성원에게 기대하는 성과가 무엇인지 분명히 알게 하는 것, 둘째, 성과를 내었을 때 보상을 명확하게 하는 것이다. 이러한 리더의 역할을 통해 거래적 리더십은 리더가 원하는 결과와 구성원이 원하는 보상이 교환되는 것임을 알 수 있다.

거래적 리더십에서 성과는 대체로 원가절감, 수입증대와 같은 단기성과이고, 이에 따라 받은 보상은 구성원이 정해진 목표를 초월하여 높은 성과를 달성하게 하는 동기부여로 작용하기 어렵기 때문에 거래적 리더십의 한계를 극복하려는 움직임으로 변혁적 리더십이 등장하였다.

변혁적 리더십은 1978년 번스(Burns, 1978)가 제시하였으나 이후 바스(Bass, 1985)에 의해 널리 알려진 개념이다. 변혁적 리더십은 리더가 구성원이 자기 자신의 이익보다는 조직의 이익에 관심을 가지고 기여하도록 고무시키며 구성원 자신의 발전을 위해 노력하도록 영향을 미친다. 구성원은 조직의 전략적인 목표에 동의하여 자신이 추구하는 조직목표가 개인적으로 중요하다고 믿게 되고 목표에 대한 의견일치는 비전을 가져온다. 또한 변혁적 리더는 구성원을 임파워시키고 '할 수 있다'는 자신감을 심어 주며 조직에의 헌신을 불러일으켜 비전을 달성하도록 동기를 부여하기 때문에 구성원이 기대 이상의 높은 성과를 달성하게 한다.

변혁적 리더십은 구성원과의 거래적 교환관계를 넘어서서 궁극적으로 구성원이 리더의 역할을 개발할 수 있게 구성원의 가치를 바꾸는 리더십이다. 그러므로 리더와 구성원 간에 상호 자유, 평등, 정의와 같은 높은 이상과 도덕 가치에 호소하여 동기 수준을 향상시키는 과정이다. 번즈에 따르면 변혁적 리더십은 미시적인 차원에서는 개인 간 영향력 행사과정이지만 거시적 차원에서는 조직혁신, 나아가 사회변화를 가능하게 하는 힘이 있는 과정이다.

변혁적 리더십은 비전 설정, 가치추구, 연계와 격려, 임파워먼트와 지속적인 의사소통의 장치를 통해 진행된다. 이 과정에 작용하는 변혁적 리더십의 하위요소로는 카리스마, 지적 자극, 영감적 동기부여, 개별적 배려 등이 있다.

표 2.1 거래적 리더십과 변혁적 리더십

거래적 이론	변혁적 이론
일을 성사시키고 생계를 꾸려야 하는 사람의 욕구를 기반으로 구축	의미 부여에 대한 사람의 욕구를 기반으로 구축
권력, 지위, 정치, 특혜에 집착	목적, 가치, 도덕, 윤리에 집착
일상적인 업무에 박혀 있음	일상적인 업무를 초월함
단기적이고 금전가치 지향적	인간의 가치와 원칙을 훼손하지 않고 장기적 목표 지향적
전술적 문제에 초점	미션과 전략에 초점
부드러운 인간관계에 의존함	인간의 잠재력을 파악하여 새로운 능력을 개발하게 함
현재 시스템을 효과적으로 작동하기 위해 역할기대에 따르고 이를 완수함	의미 있고 도전적인 직무로 직무설계와 재설계
단기이익 보장, 효율 극대화, 수익성을 강화하는 구조와 시스템 지원	가치와 목표를 강화하는 내부 구조와 시스템 조정

변혁적 리더십에 대한 실증연구에 따르면 성과에 대해 영향력이 가장 큰 하위요소는 카리스마이며, 그 다음 개별적 관심, 지적 자극의 순이다. 하지만 변혁적 리더십의 효과가 항상 일관되지는 않다. 거래적 리더십과 변혁적 리더십은 전혀 다른 개념이기보다는 양립 가능한 것으로, 두 가지 리더십을 상호보완적으로 적절하게 사용할 줄 아는 리더가 성공하는 리더가 될 것이다.

그러므로 거래적 리더십은 통상적인 관리에 가깝다고 설명할 수 있는 반면, 변혁적 리더십은 리더-구성원 간 맥락 내의 관계성을 강조하기 때문에 간호실무에서 매우 중요하다. 표 2.1에 두 접근법의 차이를 요약하였다.

활동 2.4

- 동료들과 함께 존경받는 리더의 특성을 조사해 본다.
  존경받는 리더의 특성: 정직, 선견지명, 영감부여, 역량, 지성, 공정성, 솔직함, 관용, 지원, 든든함, 협조성, 용기, 결단력, 배려, 상상력, 원숙함, 야심, 충성심, 자기결제, 자립심
- 자발적으로 따를 만한 리더에게 바라는 점을 위의 20가지 항목 중 7가지를 선택하여 우선순위를 매겨 본다.

5) 현대적 리더십

(1) 카리스마(charisma) 리더십

카리스마란 사람들의 관심 및 존경을 쉽게 이끌어 내는 특성을 말하는 것으로, 막스 베버(M. Weber)가 처음으로 제시하였다. 카리스마 리더십은 구성원의 리더에 대한 지각의 결과로 보고, 리더가 남들이 갖지 못한 천부적인 특성이 있다고 느낄 때 카리스마 리더십이 발휘될 수 있다고 본다(백기복, 2012). 구성원의 업무가 혁신적인 요소를 포함하거나 스트레스가 매우 높고 불확실한 상황일 경우에는 카리스마 리더십의 효과가 높다. 하지만 문화적 특성이나 상황의 긴급성과 같은 상황변수의 중요성이 무시되었거나 카리스마 리더가 자신의 야망이나 목적 달성을 위해 구성원을 이용하는 경우라면 부정적인 결과를 가져올 수 있다는 큰 단점이 있다.

(2) 서번트(servant) 리더십

그린리프(Greenleaf, 1977)에 의해 처음으로 제시되었으며, 구성원의 자발적 헌신은 리더의 희생이나 헌신으로부터 생겨난다고 하여 섬김의 리더십 또는 봉사적 리더십이라고도 한다. 서번트 리더십은 인간으로서 구성원의 존엄성과 가치를 존중하고 창조적인 역

량을 일깨워 주는 리더십으로, 리더는 최선을 다해 구성원의 성장을 돕고 지원하며 미래에 대한 적절한 방향을 제시해 준다. 구성원뿐만 아니라 고객, 조직, 지역사회 및 사회의 유익에도 공헌하고 헌신해야 한다. 서번트 리더십은 서비스 조직에서 많이 활용되고 있으며 다양한 전문가가 팀을 이루어 서로 협력하여 업무를 수행하는 의료조직에 적합하다. 구성원의 직무만족, 직무몰입, 조직시민행동, 팀 성과와 조직성과를 높이고 이직의도를 낮춘다는 연구 결과가 있지만, 개념의 측정 문제와 실증적 연구가 부족하다는 평가를 받고 있다.

(3) 셀프(self) 리더십

만즈와 심즈(Manz and Sims, 1980)가 제시한 개념으로, 한 개인이 자신에게 스스로 영향을 미치는 과정으로서 자기 자신의 여러 능력을 증진시켜서 성과지향적인 사람으로 키우는 것을 말하며, 자율과 책임이 주어질 때 사람들이 스스로 책임지고 행하는 독특한 행동이 바로 셀프 리더십이다. 평범한 수준의 조직구성원이 스스로를 통제할 수 있는 셀프 리더십을 갖추도록 하여 셀프 리더로 변화시키는 방법과 과정을 임파워먼트라고 할 수 있다(박유진, 2008).

(4) 진성(authentic) 리더십

2004년 네브라스카 리더십 컨퍼런스에서 처음 소개된 개념으로, 진정성(authenticity) 개념을 근간으로 한다. 진정성이란 개인이 자기 스스로를 파악하고 자기 내면의 생각, 감정, 가치관과 일치하도록 행동하는 것을 의미한다. 그러므로 리더는 자신이 어떻게 행동하고 생각하는지 충분히 지각하고, 자신과 다른 사람들의 가치와 도덕적 관점, 강점, 행동하는 이유를 알고 있어야 한다. 또한 자신감 있고 낙관적이며, 회복탄력성과 도덕적 특성이 높아야 한다. 진성 리더십은 리더가 자기인식과 자기규제를 끊임없이 실천하여 리더 자신, 구성원, 나아가 조직에 긍정적인 영향을 미치는 리더십이다. 가드너 등(Gardner et. al., 2011)의 연구 결과 진성 리더십은 심리적 자본을 매개로 하여 조직몰입, 직무만족, 조직시민행동, 심리적 주인의식, 자기주도 학습 등에 긍정적인 영향을 미쳤다. 그러나 진성 리더십은 아직 발전 단계이므로 이론에 제시된 개념이 아직 충분히 검증되지 않았다.

전반적인 리더십 이론과 새롭게 등장하고 있는 다양한 리더십의 유형이 과연 국내 간호실무에서는 어떻게 실증적으로 나타나는지 대한 관심이 점차 등장하였다(김인아 외,

2006; 유경희 외, 2018; 김선미 외, 2019). 국내 간호실무에서 가장 많이 연구된 리더십은 셀프 리더십, 변혁적 리더십이었으며, 최근에는 윤리적 리더십, 공감 리더십, 서번트 리더십, 진성 리더십 등이 일부 있었다. 또한 리더십과 관련되어 분석한 변수는 주로 직무만족, 조직몰입, 간호업무성과 등으로 이 변수들은 연구된 리더십 종류와 관계없이 거의 대부분의 연구에서 50% 이상 유의한 결과를 보였다(김선미 외, 2019). 국내 임상간호사에게 가장 많이 다뤄진 셀프 리더십을 메타분석(유경희 외, 2018)한 연구는 셀프 리더십 관련변수의 전체 효과가 .47이며, 세부적으로 개인특성 .48, 직무특성 .44, 조직특성 .28 순으로 효과크기를 도출하여 향후 간호교육 및 실무 측면에서 임상간호사의 셀프 리더십 향상 전략에 근거를 제공하였다. 즉 조직 차원보다는 개인 차원에 초점을 둔 셀프 리더십 훈련이 유용함을 제안하였다.

팔로워십 이론

로버트 켈리(R. Kelly)는 조직성과에 팔로워의 기여도가 80~90%에 달한다고 보았다. 팔로워는 리더나 조직에 의존하는 수동적인 사람이 아니라 리더를 보좌하는 일차적인 보조자로 실질업무를 수행하고 리더와 조직의 성공을 좌우하는 사람이다(R. Kelly, 1994). 팔로워의 역할은 숲과 나무를 볼 수 있는 비전을 지니고, 다른 사람과 업무를 잘 수행하는 사회적 능력, 영웅심 없이 자부하는 특성, 개인과 조직의 목적을 추구하는 데 도덕적이며 심리적인 균형을 가지며 무엇보다도 더 큰 목적의 성취를 위해 팀으로서의 노력에 참여하는 의지를 가지는 것이다.

팔로워십이란 팔로워의 역할에 의해 주어진 자질을 말하며, 팔로워가 따를 때 하는 그 무엇이며, 팔로워들이 공통적으로 갖고 있거나 갖도록 요구되는 성향이나 행동방식 또는 사고체계 등의 과정이다. 팔로워십은 리더-팔로워 간의 관계가 상호의존적인 개념과 역동적이라는 관점에서 제시된다(Follett, 1949). 팔로워십은 리더와 상호보완적인 차원에서 팔로워가 조직의 목표 달성을 위해 역량을 키워 나가고 적극적인 참여를 통해 주어진 역할에 최선을 다하는 과정이다. 그래서 팔로워십이란 단순히 주어진 상황에서 리더가 의도한 목표달성에 따라 개인적 혹은 집단적 노력에 참여함으로써 개인적 목표를 달성하는 과정으로 정의하였다(Wortman, 1986).

리더십과 팔로워십을 별개로 생각하는 경향이 있으나 리더십과 팔로워십은 하나의 개념이다. 로스트(Rost, 1995)는 팔로워에 대한 개념을 통해 팔로워와 리더가 상호영향력을 행사하는 리더십 과정에서 활동 중인 사람만을 팔로워라고 하였다. 모든 팔로워는 고도로 활동적인 점에서 최소한의 활동적인 점까지 연결되는 연속선상 위에 있고, 하나의 리더십 관계 속에서 팔로워는 리더가 될 수 있고, 리더는 팔로워가 될 수 있다고 하였다. 또한 한 집단이나 조직 속에서 리더라 할 수 있으나, 다른 집단이나 조직 속에서 그들은 팔로워라 할 수 있으며, 팔로워와 리더는 팔로워십과 리더십을 동시에 행하며, 하나의 관계를 형성하고 있다고 하였다.

켈리는 팔로워들의 행동 차원을 사고 수준과 참여 수준으로 나누었다(그림 2.5). 사고 수준은 독립적, 비판적 사고 수준으로 참여 수준은 적극적, 능동적 참여 수준으로 구분하였다. 이를 조합하여 팔로워 형태를 모범형, 실무형, 순응형, 소외형, 수동형의 5가지로 분류하였고, 각 특징은 다음과 같다.

① 모범형 팔로워: 독자적이고 비판적인 사고와 능동적인 참여를 모두 잘 해내는 유형이다. 이 유형은 독립심이 강하고 혁신적이며 독창적이고 건설적인 비판으로 리더와 용감하게 맞서기도 한다.

② 실무형 팔로워: 리더의 결정에 의문을 품기는 하지만 그다지 비판적이지 않다. 요구받은 일은 수행하지만 그 이상의 도전은 하지 않는다. 의견대립은 최소한으로 억제하고, 실패에 대해서도 언제나 변명할 수 있는 자료를 주도면밀하게 마련해 놓는다.

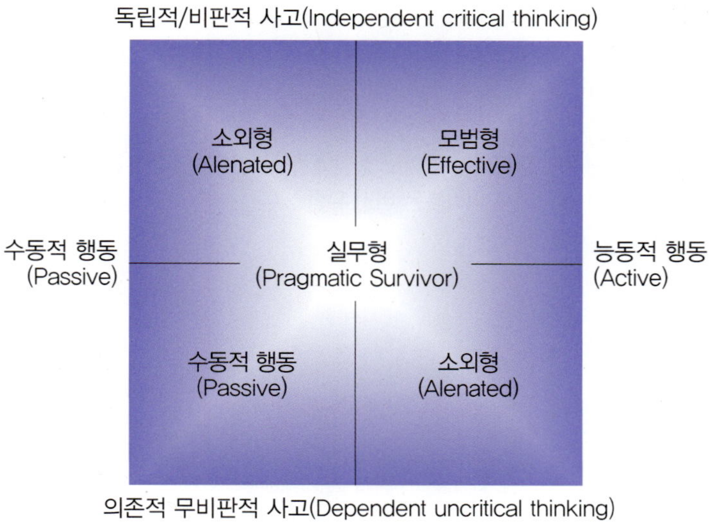

그림 2.5 켈리의 5가지 팔로워십 유형

③ 순응형 팔로워: 적극적인 참여는 높은 점수이지만 독립적인 사고는 아니다. 이들은 리더의 판단에 지나치게 의존한다. 이들은 리더에게 복종하고 순응하는 것이 의무라고 생각한다.

④ 소외형 팔로워: 독립적이고 비판적인 사고는 견지하고 있으나 역할 수행에 그다지 적극적이지 않다. 어떤 상황에서든 쉽게 행동으로 옮기지 않고 모든 것에 냉소적 태도를 취한다.

⑤ 수동형 팔로워: 책임감이 결여되어 있고 솔선하지 않고 지시 없이는 주어진 임무를 수행하지 못하고 맡겨진 일 이상은 절대 하지 않는다.

병원간호사들이 지각한 자신의 팔로워십의 유형은 실무형이 67.1%로 가장 많았고, 모범형 21.5%, 수동형 6.2%, 소외형 5%이었으며, 순응형에 속한 유형은 없는 것으로 나타났다(고은미, 2010). 구옥희와 최옥순(2000)의 연구에서도 실무형이 73.4%, 모범형 18.7%, 수동형, 2.3%, 순응형 0%로 유사한 결과를 보였다. 따라서 실무형과 모범형이 차지하는 비율이 높으므로 간호사들이 팔로워로서의 자질을 갖고 있다고 해석하였다. 그러나 모범형이 아닌 중간 정도의 사고와 참여를 하는 실무형의 비율이 높으므로 간호조직이 좀 더 다양화되고 간호사들의 자발성을 촉진하기 위한 많은 노력이 요구된다고 하였다(고은미, 2010). 즉 간호사가 팔로워로서의 자질이 높은 것은 간호사의 유형을 긍정적으로 이끌 수 있다는 연구결과이다(김인경 등, 2016).

활동 2.5

- 여러분들은 어느 집단에서 팔로워이고 어느 집단에서 리더인지 생각해 본다.
- 팔로워십을 하고 있는 집단에서 여러분은 어떤 유형인가?

요약

- 리더십 이론과 관련된 지식 및 속성은 다양한 상황에 다양하게 나타난다.
- 거래적 리더십과 변혁적 리더십은 양립 가능한 것으로, 두 가지 리더십을 상호보완적으로 적절하게 사용할 줄 아는 리더가 성공하는 리더가 될 것이다.
- 구성원들이 자발적으로 열심히 일하도록 동기를 부여하며 효과적으로 조직변화를 주도할 수 있게 지원하는 다양한 리더십 유형의 사용이 필요하다.
- 팔로워는 리더와 함께 공통의 목표을 갖기 때문에 리더십과 팔로워십은 하나의 개념이고, 행동차원에 따라 사고 수준과 참여 수준으로 나타난다.

참고문헌

01 고은미(2010). 병원 간호사들이 지각하는 직속상관의 리더십, 자신의 팔로워십, 소진과의 관계. 경희대학교 행정대학원 석사학위논문.

02 구옥희, 최옥순(2000). 임상간호사의 팔로워십. 한국간호과학회, 1254~1264.

03 김선미, 서명희, 정석희, 김희선, 김윤이(2019). 국내 병원간호사의 리더십 연구에 대한 동향분석. 한국간호행정학회지, 25(5), 404-423.

04 김인경, 김형희, 문숙자, 이혜영, 김유미(2016). 간호리더십과 팔로워십. 서울: 정문각

05 김인아, 박영주, 서문경애, 임지영(2006). 간호조직에서의 리더십에 관한 논문 고찰. 간호행정학회지, 12(2), 311-322.

06 박유진 (2008). 현대사회의 조직과 리더십. 서울: 양서각

07 서문경애, 권영미, 김숙영, 김혜숙, 이여진 외(2018). 간호관리학. 서울: 현문사

08 신미자, 김성진, 김지미, 김현경, 남정자, 이종율, 전민경, 황혜영(2020). 간호관리학. 파주: 수문사.

09 유경희, 박현영, 장금성(2018). 국내 임상간호사의 셀프리더십 관련병인에 대한 체계적 문헌고찰 및 메타분석. 한국간호행정학회지, 24(5), 410-422.

10 Bass, B. M. (1985). Leadership and performance beyond expectations. NY: Free Press.

11 Burns, J. M. (1978). Leadership. NY: Harper & Row.

12 Carlyle, T. (1841). On Heroes, Hero Worship and the Heroic in History. London: James Fraser.

13 Covey, S. (1992) Principle-centered Leadership. London: Simon and Schuster.

14 Fiedler, F. E. (1967). A Theory of Leadership Effectiveness. New York: McGraw-Hill.

15 Follett, M. P. (1949). Freedom and Co-ordination : Lectures in business organization. (Reprint 1987). New York : Management Publications Trust Limited.

16 Gardner, W. L., Cogliser, C. C., Davis, K. M., & Dickens, M. P. (2011). Authentic leadership: A review of the literature and research agenda, Leadership Quarterly, 22(6), 1120-45.

17 Greenleaf, R. K. (1977). Servant leadership: A journey in the nature of legitimate power and greatness. NY: Paulist.

18 Hersey, P. and Blanchard, K. H. (1969). Management of Organizational Behavior - Utilizing Human Resources. New Jersey: Prentice Hall.

19 Kelly, R. E. (1994). The power of followership. NY: Doubleday, cited in 폴로어십과 리더십(1994). 장동현 역. 고려원.

20 Kouzes, J. M., Posner, B. Z. (2008). The Leadership Challenge. 리더(2008). 김예리나 역. 서울: 크레듀하우.

21 Manz, C. & Sims, H. P. Jr. (1980). Self-management as a substitute for leadership: A social learning perspective. Academy of management Review, 5, 361-67.

22 Rost, J. C. (1995). Leader and Followers are the People in This Relationship, In W. J. Thomas, The L ader's Companion ; Insights on Leadership Through the Age. Free Press, pp.191-192.

23 Spencer, H. (1896). The Study of Sociology. London: Appleton.

24 Stogdill, R. A. (1974). Handbook of Leadership: A Survey of Theory and Research. New York: Free Press.

25 Weber, M. (1905). The Protestant Ethic and the Spirit of Capitalism: And Other Writings. New York: Penguin.

26 Wortman, M. S. (1986). Strategic Management and Changing Leader-Follower Role. Leader and Followers : Challenge for the Future, JAL Press Inc.

3장

간호리더십의 역사

학습목표

1. 주요 간호리더의 특성을 살펴보고 그 영향과 업적을 분석한다.
2. 간호사는 끊임없이 변화하고 발전하는 건강관리시스템의 리더이자 적극적인 참가자임을 확인한다.
3. 리더십 기술개발의 중요성을 인식하고 리더십 기술을 개발할 방법을 계획한다.

주요개념

- 간호의 역사, 리더십, 특성이론, 리더로서의 학생

용어정의

- 리더십(leadership): 집단구성원의 행동이 공동목표 달성을 향하도록 영향력을 미치는 과정
- 특성이론(trait theory): 리더가 될 수 있는 사람은 남다른 특성을 선천적으로 지니고 있다는 이론

서론

이 장은 간호리더십의 역사와 간호 및 건강관리실무와의 관계에 대한 개요를 제공한다. 그리고 이 책 전체를 관통하는 중요한 주제는 간호학생 리더이다. 간호학생은 현재하는 일에 자신의 리더십을 인식하지 못할 수도 있다. 이 장을 통해 관점을 바꾸어 때로는 일상적인 방식으로, 때로는 의료시스템 내에서 현재 발생하는 큰 문제와 관련하여 자신이 어떻게 리더 역할을 하는지 확인할 수 있다. 모든 간호사는 자신의 역할, 치료 상황 또는 경험이 무엇이든 환자가 최상의 치료를 받을 수 있도록 주도할 수 있기 때문에 간호리더십은 중요하다. 그렇지 못할 경우에는 환자를 위한 옹호와 돌봄을 제대로 할 수 없는 결과를 초래하여 문제가 발생할 수 있다.

그러므로 이 장에서는 간호 분야에서 리더십을 통해 간호실무에 필요한 리더의 특성과 간호실무가 간호리더십에 어떠한 변화와 영향을 미쳤는지를 확인하고자 한다.

배경 : 역사 속에 나타난 간호지도자

최근에는 리더십을 갖춘 남성 간호사도 많지만, 역사적으로 간호직은 여성이 지배하는 직업이었다. 플로렌스 나이팅게일(Florence Nightingle)은 현대 간호의 창시자로서, 크리미아 전쟁에서 간호를 이끌었고 19세기 후반 런던의 세인트 토마스병원에 간호학교를 설립했다. 그녀의 업적 중 하나는 전문 간호 역할을 개발하고 간호리더십의 필요성을 강조했다는 것이다. 그녀는 간호의 성공이 다음에 달려 있다고 주장했다(Helmstadter, 1997: 1039).

> 훈련된 여성 관리감독자이며 리더로서의 권위와 규율이다.

수간호사의 지위는 병원 간호시스템의 개혁과 현대화에 중요하다. 그러나 이러한 혁신에도 불구하고 대부분의 병원에서 간호의 성격, 간호사 훈련 및 간호사 모집에 관한 문제는 의료위원회에서 승인을 받아야 한다(Wildman and Hewison, 2009). 플로렌스 나이팅게일은 간호리더십의 초창기 구현자로서, 간호실무의 비전, 비전 달성을 위한 결심과 동기부여, 그리고 간호실무 개선을 위해 자신이 생각한 것을 행하고자 하는 용기를 보여주면서 자신의 권리를 행사하고, 정책에 영향을 미쳤다.

플로렌스 나이팅게일의 시대가 지나고 등장한 인물은 에델 베드포드 펜윅(Ethel Bedford Fenwick, 1857~1947)이다. 그녀는 열심히 일하면서 관리에 대한 적성을 보여주어 영향력 있는 위치에 있는 사람들의 주목을 받았으며, 24세의 나이로 런던의 세인트 바스톨로뮤병원(St Bartholomew's Hospital)으로 옮겼다. 그녀는 간호사를 훈련시키고 간호표준을 향상시키고자 노력했다. 또한 간호사를 위한 더 나은 조건을 위해 캠페인을 벌였다. 가장 주목할 만한 캠페인은 간호사가 전문적인 독립성을 가질 수 있도록 하는 것이었다. 1887~1899년에 간호사 등록을 위한 캠페인을 하였고, 영국 간호사협회가 만들어져 관심을 모으며 간호사 등록이 시작되었다.

그녀는 또한 국제간호사협의회(International Council of Nurses, ICN)를 설립하여 모든 국가의 간호사 간 협력을 촉진하고 전문적인 문제를 해결하고 논의할 수 있는 기회를 제공했는데, 이는 그녀의 가장 큰 성과이다. 그 밖에도 펜윅은 비전, 영향력 있는 기술, 결단력 및 비전에 대한 헌신과 같은 특성을 보여주었다.

또 다른 리더는 1805년 자메이카에서 태어난 메리 시콜(Mary Seacole)이다. 그녀의 어머니는 흑인이고 아버지는 스코틀랜드 출신 백인이었다. 메리는 플로렌스 나이팅게일과 동시대 사람으로, 나이팅게일과 함께 크리미아 전쟁에 참여하여 병사들을 지원했다. 그녀는 파나마에서 병사를 치료한 경험이 크리미아에서 간호사로 일하는 데 도움이 될 거라고 생각했다. 그러나 나이와 피부색을 이유로 거절당했고 이에 대해 실망했으나 포기하지 않았다. 시콜은 스스로 크리미아로 가서 병든 병사들이 모이는 '영국 호텔'을 세웠다. 플로렌스 나이팅게일과는 달리 메리는 크리미아 전쟁에서 그녀가 한 역할에 대한 인정을 받지 못했다. 전쟁 후 그녀는 무일푼으로 집에 돌아왔다. 그러나 시콜의 리더십 특성을 고려할 때 용기, 비전 그리고 결단력을 떠올릴 수 있다.

버지니아 헨더슨(Virginia Henderson, 1896~1996)은 워싱턴 DC에 있는 육군간호학교에 다녔고 컬럼비아 대학교에 있는 교육대학을 졸업하고 간호교육석사 학위를 취득했다. 1955년에는 'Textbook of the Principles and Practice of Nursing'을 공동 저술했다(Harmer and Henderson, 1955). 그녀는 독립성을 강조한 새롭고 독특한 철학적 모델이나 간호실무에 대한 접근법을 옹호했다. 이러한 리더십 특성은 전문지식을 가지고 협력하는 비전으로 묘사될 수 있다. 헨더슨의 작업은 다음과 같은 믿음으로 가장 유명하다.

> 간호사의 고유한 기능은 병든 사람이나 건강한 사람을 도와서 그가 도움 없이 건강을 유지하고 병에서 회복하여 최대한 빨리 독립하도록 도움을 주는 일이다.
> (Harmer and Henderson, 1955, in Klainberg, 2010: 35)

이슬람 학자에 따르면, 최초의 무슬림 간호사는 루파이다 알 이슬람야(Rufaidah Al-Islamiah)이다. 선지자 모하마드가 추종자들과 함께 적들과 첫 전투를 벌일 때 그녀를 포함한 무슬림 여성들이 도덕적 지원을 제공하고 부상당한 병사들을 돌보는 일에 참여했다고 한다(Al-Rifai, 1996). 그들이 전쟁에서 승리한 후 그녀는 병든 사람을 계속해서 간호하는 것이 평화와 전쟁의 시대에 사람들에게 요구되는 기술이라고 믿었다. 알 이슬람야의 리더십 특성으로 동정심, 비전 및 결의를 꼽을 수 있다.

특성이론은 리더십에 관한 가장 오래된 이론 중 하나이다. 또한 '훌륭한 사람 이론(The Great Man Theory)'이라고도 하며, 이는 개인이 위대한 리더로 태어났음을 의미한다.

위에서 언급된 플로렌스 나이팅게일, 에델 베드포드 펜윅, 메리 시콜, 버지니아 핸더슨 그리고 루파이다 알 이슬람야는 놀라운 리더십 기술을 갖춘 훌륭한 간호사의 대표적인 예이다. 그들을 위대한 지도자로 만드는 것은 그들의 영원한 유산인가? 그들의 능력인가?

아니면 위험을 감수하고 포기하지 않는 용기와 열정과 성실함인가?

이와 같은 내용을 바탕으로 간호 및 건강관리를 위해 용기, 고결함, 사명감, 헌신 및 돌봄은 간호리더십에 필요한 것임을 이해할 수 있다.

활동 3.1

- 이 장에서 논의된 간호지도자에 대해 생각해 보고, 그들의 리더십에 대한 접근방식을 작성해 본다.
- 간호지도자로서 그들의 특성과 관련이 있다고 생각되는 측면이 있는가?

리더십을 통해 열정, 비전, 배려, 결단력, 탄력성, 헌신, 롤모델 또는 전문가와 같은 단어 또는 더 의미 있는 다른 단어나 특성을 생각해 냈을 수도 있다.

다른 이유로 널리 알려진 간호지도자도 많다. 간호학생인 몰리 케이스(Molly Case)는 2013년 RCN(royal college of nursig) 총회에서 많은 사람의 관심을 받았다. 당시 그녀는 간호학생이면서 말을 하는 예술가이기도 하였다. 그녀의 시는 그 당시 전문직으로서 간호에 영향을 미치는 문제에 대한 이해를 보여주었고, 간호학생도 목소리를 내고 변화를 만들 수 있다는 것을 보여주었다(www.youtube.com/watch?v=XOCda6OiYpg).

데이비드 벤턴(David Benton)은 국제간호사협회 최고 경영자이다(http://Leadership.icn.ch/gnli/david-benton). 그의 프로필을 확인하면 그가 실무와 관리 및 정책을 통해 다양한 경력을 쌓았음을 알 수 있다.

매튜 호드슨(Matthew Hodson MBE)은 호흡기 간호에 대한 기여로 2013년 올해의 간호표준 간호사로 선정되었다. 그는 환자 경험에 긍정적인 차이점을 보여줌으로써 간호실무에 기여하는 많은 사람에게 영감을 준 것으로 여겨진다.

활동 3.2

- 활동 3.1에서 생각해 낸 단어들을 보고, 임상에서 만난 간호지도자를 생각하면서 다음 질문에 답해 본다.
- 이 지도자들에게 어떤 특성이 있는가?
- 그 특성이 자신에게 긍정적이었는가, 부정적이었는가?

간호 정책의 발전

리더십의 부재는 있을 수 없다. 임상간호의 리더십을 알기 위해서는 영국의 건강정책을 이해해야 한다. 1980년대 NHS(National Health Service, 국가보건서비스)에서 일하는 간호사는 2000년대 초기에 일했던 간호사와는 매우 다른 역할을 수행했고 다른 도전에 직면했다. 간호사 경력을 살펴보면 관리 및 치료 상황에 큰 변화가 있었음을 알 수 있다. 여기서는 영국의 의료형태에 영향을 미치는 역사적 · 정치적 흐름을 살펴보고, 간호사의 실천방식과 리더십에 미치는 영향과 그 영향을 미칠 정책 변화를 생각해 본다.

모든 훈련된 간호사의 등록을 설정하는 데는 여러 가지 요소가 필요했다. 제1차 세계대전(1914~1918)에서 수많은 사상자를 치료했던 훈련된 간호사들은 훈련되지 않은 간호사와 차등을 두려고 했다(Williamson et al., 2008). 이것은 여성 동등 투표 참정권자들의 캠페인과 나란히 간호사 등록을 진지하게 받아들이는 데 필요한 정치적 흐름을 유도했다. 1916년에 로열간호대학(Royal College of Nursing)이 설립되었고, 1919년 일반간호위원회(General Nursing Council, GNC) 등록을 위한 간호사 등록법이 통과되었다. 그러나 오랜 기간이 지나면서 등록 간호사의 공급이 실제로 수요를 충족시킬 수 없으며, 많은 병원이 등록 간호사를 돕는 보조원을 모집하고 있음을 알게 되었다. 1943년에는 '보조 간호사'가 2년간의 교육을 마치면 GNC 등록이 허용될 것이라는 데 동의했다. 간호의 이러한 발전은 간호 전문지도자로서의 등록 간호사와 이를 추종하는 보조원의 2계층으로 나뉘면서 시작되었다.

1979년 간호사, 조산사 및 건강 방문자법은 브릭스(Briggs)위원회(보건사회보장국, 1972)의 권고에 따라 GNC를 보다 강력한 간호, 조산사 및 건강 방문위원회 UKCC(United Kingdom Central Council, 영국센터)로 전환했다. 이 새로운 조직은 훈련기관을 승인하고, 훈련 및 훈련 표준을 규정하며, 등록을 규제한다는 점에서 GNC와 유사한 책임을 가졌다. 이 규제기관은 2002년 현재 법정 규제기관인 NMC(Nursing and Midwifery Council, 간호사와 조산사위원회)가 되었을 때 더욱 변모되었다. NMC는 영국의 간호사와 조산사를 규제하고 대중을 보호하기 위해 존재하며(NMC, 2015), 교육 및 훈련에 대한 표준을 설정한다.

고등교육 부문의 간호사 교육 프로그램의 기원은 1970년대 초, 간호위원회(1972년 보건사회 보장국)의 보고서로 거슬러 올라갈 수 있다. 이 보고서는 NHS의 간호가 더 잘 인식되고 지지될 필요가 있다고 강력하게 주장했으며, 특히 교육과 서비스의 분리에 중점을 둔 뿌리와 가지 개혁을 주장했다(Kitson, 2001). 1984년에는 간호사 교육의 2%를 제외한 모든 것이 NHS 내에서 제공되었다. 그러나 UKCC Project 2000의 검토에 따라 간호사 교육의 100%가 고등교육기관으로 이전되었다. NHS의 지역보건당국의 관리가 수년간 이어진 후 전통적인 병원 기반 간호학교는 폐쇄되었고, 간호사 교육은 NHS에서 재정적 · 법적 · 구조적으로 사라졌다(Watson and Thompson, 2004).

고등교육으로의 이동은 간호에 많은 이점을 제공하며, 직업의 발전을 반영한다. 2009년 당시 앤킨(Ann Keen)보건부장관은 훈련에 참여하는 모든 간호사가 기술 수준을 높이기 위해 학위 수준의 교육을 받을 것이라고 발표했다. 실습의 자율성과 분석과 관련한 기술 등의 분야를 예로 들 수 있다(Guardian, 2009). 이 개념은 간호가 학위가 필요하지 않은 직업이며, 비교육적인 직업이라는 오해를 반박했다. 간호사는 빠르게 변화하고 점점 더 복잡해지는 의료환경에서 매우 다른 상황에 대응하고 자신의 역할을 하면서 열정적인 간호를 제공할 수 있는 지식과 기술을 갖추고 있어야 한다(McGrory, 2009).

의료서비스 제공을 위한 동시적인 변화가 나타났다. 1948년에 설립된 NHS는 유럽에서 가장 큰 조직 중 하나이며, 세계 최고의 건강서비스 중 하나로 인정되었다. NHS의 창립자들은 문명화된 사회는 모든 사람이 의료서비스에 동등하게 접근할 수 있도록 해야 한다고 믿었다. 그러므로 NHS는 다음 원칙에 따라 개발되었다(Rivett, 2007).

- NHS는 사실상 100%의 자금을 과세를 통해 조달할 것이므로 부자와 가난한 자 모두 그들의 수입에 비례하여 비용을 지불할 것이다.
- 모든 사람이 치료를 받을 자격이 있다.
- 건강관리는 필요한 시점에서 무료이다.

NHS의 관리 및 운영에 영향을 미치는 현재의 많은 문제와 긴장은 설립된 직후 나타났다. 대중의 기대가 높았으며 자금 지원은 끝없는 관심사가 될 것이 분명했다. NHS의 수석 설계자인 아노우린 베빈(Aneurin Bevin)은 이 문제를 예견했다(Rivett, 2007).

> 우리는 필요한 모든 것을 가질 수 없을 것이다. 기대는 항상 수용능력을 초과한다. 서비스는 항상 변화하고, 성장하고, 개선되어야 한다.

1980년대와 1990년대에는 영국의 의료와 관련하여 발생하는 많은 문제를 관리하기 위해 보건서비스 개혁과 조치가 시급했다. NHS 우선순위 및 계획 지침(DH, 1997)은 다음과 같았다.

> 재무 및 관리 자원이 제한되어 있기 때문에 관리자와 전문가에게 근본적인 과제는 즉각적인 해결과 상충되는 압력 사이에서 균형을 유지하고 개발 영역에서 지속적으로 발전하는 것이다.

1998년에 NHS는 50주년을 맞아 모두의 건강관리를 축하했다. 직원, 환자 및 대중에게 놀라운 업적을 되돌아보도록 장려하였다. NHS의 프로그램 중 가장 큰 변화는 NHS 중심에 환자를 두도록 실천하고자 주의를 기울였다는 것이다. NHS Plan (Department of Health, 2000)은 NHS를 21세기 의료서비스로 전환하기 위한 일련의 포괄적인 계획을 수립했으며 다음과 같이 약속했다.

- 더 많은 병원과 병상
- 더 많은 의사와 간호사
- 병원 및 일반의의 짧은 예약 대기시간
- 병원의 청결한 병실과 더 나은 음식 제공
- 노인을 위한 치료의 개선
- NHS 조직을 위한 보다 엄격한 표준과 최고에 대한 보상
- 환자와 대중을 위해 더 큰 옹호와 더 많은 정보 제공

NHS Plan이 처음 발표된 이후 많은 변화가 있었지만 핵심 비전은 환자주도형 건강서비스를 만드는 데 있다. 이 비전은 NHS 서비스가 시스템의 장벽과 전문가 그룹들 사이에서 지시되어 만들어지는 것이 아니라 환자의 필요와 선호에 따라 구축될 것이라는 것이다. 의사소통과 서비스 구조를 개선함으로써 환자가 편한 장소에서 그리고 지역사회 환경에서 편리하게 진료를 받을 수 있도록 했다. 정치적 변화에도 불구하고 이 정책은 여전히 비전을 유지하고 힘을 지닌 채 추진되고 있다.

실습영역에서 NHS는 점점 더 복잡한 의료 및 사회 복지 요구를 처리하고 있다. 이러한 과제와 함께 간호사는 다양한 문화적 규범, 가치, 신념 및 생활양식 및 다양한 의료요구에 대응해야 한다. 우리는 아마도 점점 더 미디어를 인식하고 정보에 입각한 대중을 의식하고 있다. 이는 좋은 현상이지만 때로는 그 자체로 도전할 수도 있다. 전반적으로 관점은 사람들이 점점 더 복잡하고 장기적인 건강상태를 유지하면서 건강관리서비스에 대한

기대가 점점 높아지고 있다는 것이다. 건강관리 분야 중 하나인 간호는 변화하는 대중의 요구에 대응하기가 점점 더 어려워지고 있다.

이 장에서는 영국 전역의 의료 및 간호 정책에 대해 보다 심도 있게 살펴보겠지만 방향과 비전에 대한 유사점과 차이점 및 예시적인 정책은 상황에 따라 자유롭게 확인할 수 있다. 예를 들어 고품질보건의료보고서(Department of Health, 2008: 25 – 30)는 21세기에 NHS가 직면한 여섯 가지 과제를 확인했다.

- 상승하는 기대 수준
- 인구통계에 의한 수요
- 정보 사회
- 치료의 발전
- 질병의 본질 변화
- 건강한 작업환경의 변화

이러한 문제를 염두에 둔 간호사 및 기타 의료종사자를 위한 주요 변화로는 1차 진료를 중심으로 하는 NHS로의 전환, 사회적 기업(자금 입찰, 서비스 제공 및 사회적 이익에 의해 주도 될 수 있는 사업)과 같은 새로운 조직의 개발 및 기술을 기반으로 한 치료의 확산이 있다. 그러나 변하지 않는 한 가지는 모든 사람을 만족시키는 재정적 지원에는 한계가 있다는 것이다. 대부분의 건강관리를 위한 지출에서 배급의 형태가 달라지거나 줄어드는 것을 경험한 적이 있을 것이다.

간호에서의 변화로는 대학원 수준으로의 학력 상향, 경력구조의 개혁, 유연한 역할이 있으며, 간호사는 점점 더 독립적이고 자율적이며 관리를 조정하는 역할과 함께 도전과 기회가 늘어날 것이다. 끊임없이 변화하는 상황 속에서 양질의 돌봄을 달성하기 위해 간호사는 NHS 헌장(DH, 2009)과 NMC 행동강령(2015)에 명시된 청렴, 용기, 헌신, 동정심, 역량 및 돌봄과 같은 리더십 자질을 입증해야 한다.

활동 3.3

- NHS 조직의 변화가 간호사의 미래 역할에 어떤 영향을 미칠지 생각해 본다.
- 현재와 미래를 선도하는 간호사에게 주요 과제는 무엇인지 생각해 본다.

전문간호사 및 상담간호사와 같은 새로운 역할도 있다. 이러한 일부 역할은 다양한 환경에서 처방, 진단 및 임상 의사결정 기술과 같은 고급 지식 및 실무기술을 간호사가 습득해야 한다. 이러한 간호사의 확장된 역할을 수행할 수 있도록 준비하기 위해 어떤 종류의 교육과 훈련이 필요할 것인가와 어떻게 지원할 것인가를 고려해야 한다.

면허간호사와 간호보조인력의 미래 교육 및 훈련에 대한 보고서를 통해 돌봄의 형태(The Shape of Caring: A Review of the Future Education and Training of Registered Nurses and Care Assistants)에 관한 더 많은 내용을 확인할 수 있다(Health Education England, 2015).

요약

- 간호의 역사적 발전에 대한 측면을 이해하는 것은 정치적 요인, 건강 및 사회적 요인 또는 기타 요인이 보건의료실무에 영향을 미침으로써 변화하는 상황 내에서 간호사의 리더 역할을 확인하는 것이다.
- NMC 리더십, 관리 및 팀 작업 역량은 임상에서 리더십을 만들어 가는 구성요소로서, 학습의 일부 주요 측면을 개발하기 위한 틀을 제공한다.
- 리더십은 윤리적 목적, 희망, 열정 및 탄력을 바탕으로 구축된다. 다가올 기회를 위해 전문적인 정체성을 유지하고 개발하기 위해 노력해야 한다.

참고문헌

01 Al-Rifai (1996). Nursing Workforce Capacity Building in the UAE. [Online] Available at http://webcache.googleusercontent.com/search?q=cache:iWoBEyqbnbsJ:www.researchgate.net/profile/Sharon_Brownie/publication/259495987_Nursing_Workforce_Capacity_Building_in_the_UAE_Progress_Issues_and_Matters_of_Assessment/links/00b4952c47b257ab01000000.pdf+&cd=5&hl=en&ct=clnk&gl=uk&client=safari. Accessed 15/08/15.

02 Bower, F. L. (2000). Nurses Taking the Lead: Personal Qualities of Effective Leadership: Philadelphia:WB Saunders Company.Cummings, G., Lee, H. and MacGregor, T. (2008) 'Factors contributing to nursing leadership:a systematic review'. Journal of Health Service Policy, 13(4): 240 – 8.

03 Department of Health and Social Security (1972). Report of the Committee of Nursing (The BriggsReport). Cmnd 5715. London: HMSO.

04 Department of Health (1997). Priorities and Planning Guidance for the NHS: 1998/99. Leeds:NHS Executive. [Online] Available at http://webarchive.nationalarchives.gov.uk/+/www.dh.gov.uk/en/Publicationsandstatistics/Publications/PublicationsPolicyAndGuidance/DH_4006170. Accessed 15/05/15.

05 Department of Health (2000). The NHS Plan: a Plan for Investment, a Plan for Reform. London:DH.Department of Health (2008) High Quality Care for All: NHS Next Stage Review Final Report.London: DH.

06 Department of Health (2009) The NHS Constitution: The NHS Belongs to Us All. London:DH.

07 Guardian (2009, 12 November). 'All new nurses to have degrees from 2013'. [Online] Availableat www.theguardian.com/society/2009/nov/12/nurses-nursing-qualifications-degrees-nmcrcn. Accessed 7/6/2016.

08 Harmer, B. and Henderson, V. (1955). Textbook of the Principles and Practice of Nursing.London: Macmillan.

09 Health Education England (2015). The Shape of Caring: A Review of the Future Education andTraining of Registered Nurses and Care Assistants. London: NMC.

10 Helmstadter, C. (1997). 'Doctors and nurses in the London teaching hospitals: class, gender,religion and professional expertise'. Nursing History Review, 5: 161 – 97.

11 Kitson, A. (2001). 'Nursing leadership: bringing caring back to the future'. Quality in Healthcare, 10 (Suppl. 2): ii79 – ii84.

12 Klainberg, M. (2010). An Historical Overview of Nursing. In Klainberg, M. and Dirschel, K.(eds), Today's Nursing Leader: Managing, Succeeding, Excelling. Sudbury, MA: Jones andBartlett Publishers.

13 McGrory, C. (2009). 'Nursing is a professional role'. British Journal of Nursing, 18(21): 1288.

14 Nursing and Midwifery Council (2015). Code of Conduct. [Online] Available at www.nmc.org.uk/globalassets/sitedocuments/nmc-publications/revised-new-nmc-code.pdf. Accessed15/05/15.

15 Rivett, G. C. (2007). National Health Service History. [Online] Available at www.nhshistory.net/shorthistory.htm. Accessed 15/08/15.

16 Watson, R. and Thompson, D. (2004). 'The Trojan horse of nurse education'. Nurse EducationToday, 24: 73 – 5.

17 Wildman, S. and Hewison, A. (2009). 'Re-discovering a history of nursing management: fromNightingale to the modern matron'. International Journal of Nursing Studies, 46(12): 1650 – 61.[Online] Available at www.journalofnursingstudies.com/article/S0020-7489(09)00205-3/references. Accessed 18/01/16.

18 Williamson, G., Jenkinson, T. and Proctor-Childs, T. (2008). Contexts of Contemporary Nursing, 2nd edition. Exeter: Learning Matters Ltd.

2부

확대된 간호리더십

4장

조직 간호리더십

학습목표

1. 개별적인 리더십 실천에 영향을 줄 수 있는 핵심요소와 책임을 구분한다.
2. 복합체계로서 조직적인 리더십의 개념을 설명한다.
3. 조직에서 간호리더십이 성공하거나 실패하는 요인을 탐색한다.

주요개념

- 조직, 간호리더십, 집합적 리더십

용어정의

- 조직(organization): 공동의 목표를 달성하기 위해 공식적, 비공식적 규칙하에 함께 일하는 사람들의 집단
- 간호리더십(nursing leadership): 직급과 계급에 상관없이 간호업무를 수행하는 모든 구성원이 각자의 위치에서 간호역할의 전체적인 요구를 효과적으로 수행하며, 주도적으로 성과를 달성하기 위해 필요한 개인의 내재적 특성으로 지식, 기술, 태도의 집합체
- 집합적 리더십(collective leadership): 한 명의 리더 혹은 여러 명의 리더가 하나의 네트워크로 리더십의 전문성과 기술을 선택적으로 활용하며, 상황에서 즉각적으로 필요한 리더십 역할을 효과적으로 분배하는 역동적인 리더십 과정

서론

간호실무에서 리더십과 관리의 현대적 개념은 최근 등장했던 리더십 이론에서 어느 정도 영향을 받았다. 과학적 관리론은 간호와 기타 보건의료전문가의 실무를 위한 정책절차 개발에서 볼 수 있었다. 린 씽킹(lean thinking)은 일본기업 도요타에서 개발된 기법으로 불필요한 낭비를 피하고 결과를 달성하는 스마트한 전략을 찾는 것이다. 생산적인 병동운영 프로그램(Productive Wards Programme)은 NHS(National Health Service, 국가보건서비스)의 접근법으로, 병동환경 프로세스 개선을 통해 간호사가 환자와 더 많은 시간을 보낼 수 있게 한 전략이다. 이러한 린 씽킹이나 생산적인 병동운영 프로그램은 돌봄과정 개선을 통한 질 개선을 염두에 둔 것이다. 병동 간호사, 팀 리더, 간호부서장에 이르는 관리역할에서 기획, 조직, 조정과 같은 간호사의 책임은 환자와 직원에게 양질의 경험이 되면서 안전하고 효과적인 돌봄을 보장하기 위한 필수적인 기능이다.

주로 위인에 초점을 두었던 초기 리더십 이론과 현재 간호리더십 실전의 중요한 차이는 모든 전문직 간호사에게 관리역할이 주어졌는지와 관계없이 주도하기를 기대한다는 것이다. 이는 간호학생에게도 해당한다. 특히 보건의료의 리더십에 관한 현대적 흐름은 영웅 리더십을 거부하고 리더십이 조직 전반에 걸쳐 분산되어야 한다고 제시한다. 턴불(Turnbull)은 이러한 생각을 다음과 같이 요약하고 있다.

> 리더십은 24시간 연중무휴 교대근무를 통해 모든 사람이 발휘해야 한다. 즉 조직변화 촉구를 위해 필요한 리더십을 자기 스스로는 발휘할 수 있다고 보지 못하는 사람에 의해, 혹은 다른 사람이 책임을 지고 있어서 말하지 않거나 하지 않은 채로 남겨두는 사람에 의해 양질의 실무는 파괴될 수 있다. NHS의 리더십과 관리의 미래를 위해 사람들은 스스로를 리더로 생각할 필요가 있다. 왜냐하면 사람들은 개별적으로 특별하거나, 선배라서 혹은 다른 사람에게 영감을 주기 때문이 아니라 그들이 해야 할 일을 알 수 있으며, 그 일을 다른 사람과 함께 할 수 있기 때문이다.

보건의료 분야의 리더십 본질을 설명하는 가장 최근 개발된 일련의 모델은 보건의료리더십 모델(Healthcare Leadership Model, HLM)이다. 이 모델은 보건의료 분야에서 필요한 효과적 리더십을 정의하려는 시도로, 특성이론의 초기 주장과 같이 개인적 특성이 중요하다고 본다.

자신을 스스로 관리하는 것은 효과적인 리더가 되는 중요한 부분이다. 자기인식, 자기신뢰, 자기통제, 자기지식, 개인적 성찰, 회복력과 결단력과 같은 개인적 자질이 우리의 행동방식의 근본임을 인식하는 것이 중요하다.

이 모델은 효과적 리더십이 필요한 바람직한 행동에 대해서도 정의한다. 이 모델에서 확인한 9가지 리더십 행동은 정보상자 4.1에서 확인할 수 있다.

정보상자 4.1 **보건의료 리더십 모델의 9가지 리더십 행동**

- 공동의 목적을 갖도록 격려하기
- 돌봄을 이끌기
- 정보를 평가하기
- 서비스 업무 연결짓기
- 비전을 공유하기
- 팀으로 하기
- 신용 유지하기
- 능력 개발하기
- 결과를 위해 영향을 주기

이러한 행동은 간호를 제공하는 개인 간의 우호적인 관계, 안전하고 효과적인 간호의 가치와 연결된다. 이 모델에서 말하는 행동은 관리역할을 하는 리더에게 달려 있다. 예를 들어 능력 개발과 같은 행동은 직원을 위한 관리자의 지원으로, 주로 학습기회 제공에 초점을 둔다. 또한 환자에게 학습기회를 주고 학습능력을 향상시키는 능력 구축은 집합적 리더십(collective leadership)을 접하면서 환자가 어떻게 집합적인 리더십에 포함되어야 하는지를 알 수 있다. 공동의 목표를 갖도록 격려하는 것은 서비스의 가치에 대한 역할모델로 행동하는 것을 말하고, 일이 성사된 방식에 의문을 던질 수 있는 자신감을 갖는 것을 말한다. 그러나 선임자나 혹은 경험이 풍부한 실무자가 그 지점에 먼저 도달하기 쉬우므로 모든 구성원에게서 전체 범위의 행동이 보이지 않을 수 있음을 아는 것 또한 중요하다. 그럼에도 불구하고 간호학생은 이러한 행동을 개발하는 방향으로 나아가야 한다. 리더십 개발은 하나의 과정이고 경험이 필요하기 때문이다.

보건의료조직에서 리더십

조직이 어떻게 작용하는지를 아는 것은 조직구성원의 발전에 중요한 측면이며, 환자에게 양질의 돌봄을 제공할 수 있는 능력에 영향을 미친다. 조직의 우선순위와 의사결정의 방법, 이끌어야 할 방향을 안다면 더욱 효과적인 리더가 될 수 있다. 리더십과 관리 관련 이론이 발전해 온 것처럼, 병원경영진이 지원하는 주요한 컨설턴트 중심 의사결정을 따르는 단순한 관리구조에서 복잡한 의사결정시스템과 프로세스로 이루어진 지배적인 관리이사회에 의해 보건의료조직의 관리/리더십 시스템 역시 발전해 왔다.

역사적으로 여러 보고서에서 자금을 효과적이며 효율적으로 사용하여 양질의 의료를 제공하는 리더십으로 운영해야 할 필요성을 상세히 기록하고 있다. 1983년 그리피스보고서(Griffiths report)는 일반관리자 제도를 도입하였으며, 이를 바탕으로 많은 사람이 최고경영자가 되었다. 이 보고서에는 간호리더십이 대부분 빠져 있다. 이 시기 임상 리더십은 주로 의료적인 것으로 해석되었다.

영국의 'NHS 플랜 2000'은 연차별 평가에 따른 표준과 성과의 개념을 소개하고 결과를 발표하였다. '2010 NHS 자유화(Liberating NHS)'는 가장 급진적이고 진행하기 어려운 개혁으로 2012년에 실행되었으며, 최근 개혁에 대한 국민의 이해를 돕기 위해 2013년 영국 보건의료체계 가이드(A Guide to the Healthcare System in England)가 발행되었다. 여기에는 1차, 2차 제공자, 그 밖에 보건의료서비스조직인 자선단체, 민간조직, 사회기업 등을 통해 NHS가 재정을 지원하는 서비스가 전체 조직에 전달되는 방법, 집합적으로 조직이 보건의료체계를 만드는 방법 등이 기술되어 있다.

변화를 위한 추진요인

NHS의 복잡한 정치적 성질과 NHS가 보건의료를 전달하는 조직에 미치는 영향력에 대해 조명하면서 변화의 핵심요인으로 경제 환경에서 지속적으로 검토되는 예산 감소, 복합적이고 다중질환을 가진 노령인구 증가, 폭넓은 보건의료서비스에 대한 압도적인 수요 등을 제시한다.

최근 영국의 'NHS 5개년 미래전망'에서 비전 수립의 주요 주제로 의료의 새로운 모델

개발이 등장하였다. 이 전략의 분명한 동인은 가족주치의(family doctor)와 병원 전문의, 신체적 건강과 정신적 건강, 보건의료와 사회적 돌봄, 예방과 치료를 나누는 전통적인 구분을 끝내는 데 목적이 있다. 헬스파운데이션(Health Foundation; 영국 내 보건의료 질을 개선하기 위해 일하는 독립적인 자선단체)은 최근 향후 5년간 보건의료에 대한 주요한 도전으로 다음을 제시하였다.

- 재무 균형 달성
- 미래 의료서비스를 전달하는 방식의 혁신
- 보건의료의 질 관리 및 향상

그들은 또한 위의 어느 하나라도 충족하지 못하면 환자가 받은 의료와 NHS에 심각한 결과를 초래할 것이라고 하였다. 자신이 위치한 지역조직에 미치는 영향을 더욱 잘 이해하기 위해서는 가장 중요한 시대적 맥락과 도전을 염두에 두어야 하며, 왜 이러한 것들이 환자와 직원의 경험과 의료의 질에서 차이를 초래하는지를 아는 것 또한 중요하다.

활동 4.1

- 보건의료조직에 영향을 미치는 국가적인 정책변화에 대해 생각해 본다.
- 이것이 간호학생에게 영향을 미치는 것은 무엇인가? 이러한 변화가 간호학생의 리더십에 대한 접근법에 잠재적으로 끼칠 영향은 무엇인가? 긍정적인가, 부정적인가?

집합적 리더십(collective leadership)은 조직 전반적인 리더십의 책임이 한 예가 될 수 있고, 이것은 리더십에 대한 사유에서 비교적 최근에 개발된 것이다. 거대조직에서 한 명의 위인 혹은 여러 명의 위인이 있더라도 이들만으로는 효과적일 수 없음을 제시한다. 왜냐하면 조직은 많은 사람이 함께 일하면서 리더십을 발휘할 필요가 있기 때문이다.

리더십 의제에 대한 관리자의 영향

조직은 규제기관으로서 조직구성원을 광범위하게 통제하여 대중과 환자의 안전을 보호하기 위해 거버넌스 역할의 책임을 견지해 왔다. 최근 버윅보고서(Berwick Report –National Advisory Group on the Safety of Patients in England, 2013), 키오 도덕성 보고서(the Keogh Mortality Review ,2013)와 베일 오브 레븐 호스피탈(the Vale of Leven Hospital) 조사보고서 등과 같이 환자안전에 관한 보고서나 권고안은 의료실패에 많은 관심을 나타냈고, 의료의 질에 대한 의제가 곧바로 등장하여 규제 검토가 증가된 것을 볼 수 있다. 영국의 의료질 위원회(The Care Quality Commission)는 주요한 감독역할을 하고 있으며, 2012년에는 체결된 관리기준을 맞추기 위해 서비스 규제권한이 확대되었다. 의료의 질과 이에 따른 환자 편익을 측정하는 과정은 복잡하다. 일반적으로 의료가 '임상적으로 효과적이고 안전하며 환자에게 긍정적인 경험 제공'으로 정의된다고 하더라도 질에는 여러 가지 정의가 공존한다. 질은 다음과 같은 핵심 영역에 초점을 맞추어 보다 광범위하게 정의된다.

- 안전
- 효과성
- 사람 중심
- 개별적인 욕구와 가치에 대한 부응과 존중
- 시기적절하며 효율적이고 공평해야 함

그러나 조직에서 질이 '좋은'지의 여부를 평가하는 데 사용되는 조치들이 반드시 일관성이 있어야 하는지는 뜨겁게 논의되고 있으며, 해석은 다양할 수 있다. 조직이 어떤 조치를 취하든 전체를 측정하는 시스템은 없다. 이 조치들은 효과성을 지원하는 구조와 프로세스를 평가할 뿐이며, 만약 그러한 구조가 튼튼하다면 조직 전체가 안전하고 효과적이며 사람 중심의 관리를 제공할 가능성이 더 높을 것이라고 가정한다. 간호학생은 이러한 추동요인을 알고 최소인력 혹은 컨설턴트 주도의 주간 서비스와 같은 부차적인 표준을 맞추려는 NHS의 욕구를 이해해야 한다. NHS의 정치적 입장과 지속적인 미디어의 관심이 NHS으로 하여금 부가적인 투자와 지출 욕구를 보이게 하였다. 이러한 추동요인의 영향은 조직이 금융부채나 서비스 전달에 미치는 영향을 차단하려는 방향으로 향하게 할 것이다.

규제기관이 의료의 질 전달 향상에 필요하다고 보는 조직은 위기관리 이상으로 조직을 운영하는 것이 어렵다는 것을 알게 되기도 한다. 위기관리 시에는 누군가를 양육, 개발하거나 혹은 협력하는 쪽으로 운영하기보다는 다양한 위계 정도나 통제, 지시적인 특성을 가진 전제적인 리더십이 발휘되기 쉽다. 더불어 성공적인 조직관리와 리더십에 대한 생각은 매우 다양한 형태의 집합적 리더십을 발휘하게 한다. 이는 보건의료 리더십 모델에서 규정한 개인적 특성뿐만 아니라 조직실무와 프로세스의 변화는 물론이고 조직관계성, 조직체계로 연결성, 개입에 초점을 두고 있다.

활동 4.2

• 다양한 임상 경험 속에서 서비스의 질에 대한 자신감을 갖게 하는 본 것, 들은 것, 경험한 것은 무엇인가?

리더로서 간호책임자

이 장에 설명된 보건 및 사회 복지시스템의 복잡성은 간호부서장에게 점점 더 다면적인 역할을 부여한다. 그러한 역할에 대한 책임의 종류는 조직의 유형, 규모 및 성격에 따라 다양하며, 조직 개발, 위임, 변혁, 임상 거버넌스, 불만사항, 마케팅, 교육 및 연구와 같은 분야가 포함될 수 있다. 조직의 의사결정이 의료의 질과 안전 그리고 많은 환자 경험에 어떻게 영향을 미치는지를 조직의 실무위원회에 알리고 조언하는 것은 간호책임자 역할의 중요한 측면이다. 그러나 이는 보이는 것만큼 간단하거나 쉽지 않을 수 있다. 많은 부분이 간호부서장의 기술, 역량 및 리더십과 조직 전체의 맥락 안에서 문제를 살펴볼 수 있는 능력에 의해 좌우될 것이다.

알티모 메츠칼프(Beverly Altimo-Metcalfe) 교수가 NHS, 공공 부문과 관련하여 확인한 리더십의 핵심요소는 다음과 같다.

- 직원 및 환자에 대한 진정한 관심 표시
- 다가가기 쉬운 사람 되기
- 변화 장려하기
- 기업가처럼 되기
- 복잡한 문제 해결
- 네트워킹
- 결과 달성
- 팀 활동 중심
- 개발 문화 지원
- 민감하게 변화 촉진

이 요소들은 간호사 리더로서, 특히 책임자 역할의 리더로서 필요한 자질을 고려할 때 유용하다고 생각할 수 있다. 간호부 책임자가 되기를 원한다면 경력을 쌓으면서 필요한 특정한 행정능력과 자질을 쌓는 방법을 생각해 볼 수 있다.

리더십 개발: 위원회에서 병동으로

보건의료조직의 이사회는 리더십 방향 설정과 이를 통한 전략적 목적을 명확히 하도록 강조해 왔지만, 위원회가 조직구조 전반에 걸쳐 적합한 리더십 원칙을 결합하지 못한다면 원하는 목표를 달성할 수 없다. 위원회는 일반적으로 이사회 밑에서 수술, 의료, 여성 및 아동 서비스, 응급치료와 같은 단위 운영부서를 이끄는 전략적인 지도자로 다양하게 구성되어 있을 것이다. 물론 1차적으로 의료의 구조에서 전략적인 지도자인 부서장은 일반 관리자와 후원자가 지원하는 의학적으로 훈련된 임상의이다. 이 구조는 비록 리더십이 협력적인 의사결정으로 설계되기는 하지만, 가장 일반적으로 의료진이 선도하는 계층적 구조이다. 리더십 역할과 동반되는 것은 관리책임이다. 영국 전역에서, NHS는 그 구조가 약간씩 다르다. 예를 들어, 스코틀랜드의 NHS 위원회는 영국의 NHS 트러스트와 비교하여, 여전히 그들이 제공하는 서비스와 서비스의 질을 위해 조직을 이끄는 리더들의 집행위원회가 구성되어 있다.

또한, 조직은 달성해야 할 정부 혹은 지방조직의 목표가 있다. 이러한 목표는 감염률 및 욕창발생률, 전국 대기시간과 같이 의료전달방법에서 모두 중요한 질 보장 조치로서 감시 보고가 필요하므로 전달이 복잡하고 다중적일 수 있다. 또한 재무관리는 조직이 수행한 업무에 필요한 비용이 예산범위를 벗어나지 않도록 하는 복잡하고 필수적인 과정이다. 이러한 지표는 무엇보다도 조직이 얼마나 효과적으로 조직을 이끌고 관리하는지 판단하는 데 사용된다. '중요한 자료'는 정확한 정보를 기반하여 올바른 의사결정을 하게 하는 자료로, 실무에서 이용할 수 있는 데이터를 탐색할 때 중요한 개념이다. 목표는 개인이 신뢰하는 분위기 내에서 지속적으로 의료를 개선하도록 권한을 부여하는 것이어야 한다. 집합적 리더십이 안전하고 효과적인 의료의 전달을 촉진할 수 있다는 사실이 입증되기 시작했다.

요약

- 보건의료제공 시스템은 다면적이고 복잡하며, 간호사는 이러한 복잡성을 이해할 책임이 있다.
- 보건의료의 리더십에 관한 현대적 흐름은 리더십이 조직 전반에 걸쳐 분산되어야 한다고 본다
- 조직이 어떻게 작용하는지를 아는 것은 조직의 우선순위와 의사결정의 방법, 이끌어야 할 방향을 알게 되므로 효과적인 리더가 될 수 있다.

참고문헌

01 Alimo-Metcalfe, B. and Alban-Metcalfe, J. (2006). 'More (good) leaders for the public sector'. International Journal of Public Sector Management, 19(4): 293 – 315.

02 Burdett Trust for Nursing and the King's Fund (2009). The Nurse Executive's Handbook: Leading the Business of Caring from Ward to Board. King's Fund London. [Online] Available at www.kingsfund.org.uk/projects/ward-board-nurse-leadership. Accessed 12/9/2016.

03 Covey, S. (1992). Principle-centred Leadership. London: Simon and Schuster.Department of Health (2000) The NHS Plan. London: HMSO.

04 Department of Health (2010). Equity and Excellence: Liberating the NHS. London: HMSO.

05 Friedrich, T. L., Vessy, W. B., Schuelke, M. J., Ruark, G. A., & Mumford, M. D. (2009). A framework for understanding collective leadership: The selective utilization of leader and team expertise within networks. The Leadership Quarterly, 20, 933-958.

06 Keogh, B. (2013). Review into the Quality of Care and Treatment Provided by 14 Hospital Trusts in England: Overview Report. [Online] Available at www.nhs.uk / NHSEngland/bruce-keoghreview/Documents/outcomes/keogh-review-final-report.pdf.Accessed 12/9/2016.

07 MacLean, R. (2014) The Vale of Leven Hospital Inquiry Report. Scottish Government: APS Group.

08 National Advisory Group on the Safety of Patients in England (2013). A Promise to Learn – A Commitment to Act – Improving the Safety of Patients in England. [Online] Available at www.gov.uk/government/uploads/system/uploads/attachment_data/file/226703/Berwick_Report.pdf. Accessed 12/9/2016.

09 NHS (2013). Guide to the Healthcare System in England Including the Statement of NHS Accountability. Available at www.gov.uk/government/uploads/system/uploads/attachment_data/file/194002/9421-2900878-TSO-NHS_Guide_to_Health-

care_WEB.PDF. Accessed 16/06/2016.

10 NHS England (2014). Five Year Forward View. [Online] Available at www.england.nhs.uk/wp-content/uploads/2014/10/5yfv-web.pdf. Accessed 12/9/2016.

11 NHS Leadership Academy (2013). The Healthcare Leadership Model, version 1.0. Leeds: NHS Leadership Academy.

12 Nursing and Midwifery Council (2010). Standards for Pre-registration Nursing Education. London: NMC.

13 Turnbull, J. K. (2011). Leadership in Context: Lessons from New Leadership Theory and Current Practice. [Online] Available at www.kingsfund.org.uk/ sites/files/kf/Leadership-in-contextleadership-theory-current-leadership-development-practice-Kim-Turnbull-James-The-Kings-Fund-May-2011.pdf. Accessed 12/9/2016.

5장

임상 간호리더십

학습목표

1. 간호학생은 간호사가 되기 전 리더십 기술 개발의 필요성을 이해한다.
2. 임상실무에 효과적인 리더십 유형을 설명한다.
3. 간호사로서 적용할 수 있는 리더십 유형을 설명한다.

주요개념

- 임상 리더십, 집합적 리더십, 진성 리더십, 현실충격, 전환충격, 초기 경력

용어정의

- 리더십(leadership): 집단구성원의 행동이 공동목표 달성을 향하도록 영향력을 미치는 과정
- 팔로워십(followership): 조직의 목표를 달성하는 데 기여하는 팔로워의 효과적인 자질이나 역할
- 임상 리더십(clinical leadership): 자신과 타인, 조직의 3가지 차원에서 개발이 필요하며, 팔로워들이 뛰어난 결과를 달성하고 스스로 리더십 역량을 개발할 수 있도록 영감을 주고 자극하고, 이들이 리더로 성장하도록 도와주는 것
- 집합적 리더십(collective leadership): 한 명의 리더 혹은 여러 명의 리더가 하나의 네트워크로 리더십의 전문성과 기술을 선택적으로 활용하며, 상황에서 즉각적으로 필요한 리더십 역할을 효과적으로 분배하는 역동적인 리더십 과정
- 진성 리더십(authentic leadership): 리더와 조직구성원의 긍정적 자기개발 촉진 측면에서 자기인식, 내재화된 도덕적 관점, 정보의 균형 잡힌 프로세스 및 관계적 투명성 등을 보다 발전시키기 위해 긍정적 심리 역량과 긍정적·도덕적 분위기를 만들어 내고 증진하는 리더의 행동양식
- 현실충격(reality shock): 신규간호사가 겪는 어려움이나 갈등에 대한 반응
- 전환충격(transition shock): 간호대학 졸업생들이 '학생'의 역할과 정체성에서 전문직 역할로 전환되면서 신체적, 지적, 정서적, 발달적, 사회문화적 도전에 직면하게 되는 과정

서론

학생에서 간호사로의 전환은 생각해 왔던 영역일 것이다. 유능한 간호사로 실전에 임하는 자신을 생각하면 흥분을 느끼면서도 동시에 역할 변화에 대한 염려가 있을 수 있다. 이 장에서는 전문직으로의 전환과 관련된 몇 가지 주요 이슈를 살펴보고, 이 변화기간을 어떻게 준비 할 수 있는지 설명한다. 또한 전환을 돕기 위한 도구로 사용할 수 있는 자원을 살펴본다.

간호사는 실무에서 리더십 기술을 개발하고 사용하라는 요구를 받고 있지만, 간호대학 교과과정에는 집중적인 리더십 개발 교육이 없다(Curtis et al., 2011). 여기서는 간호사의 경력 단계별 리더십 기술의 중요성과 간호학생 시기부터 실무 준비가 필요함을 강조한다.

개방성과 공유, 책임감 있는 의사소통 기술과 리더십 특성은 환자 안전을 향상시킬 수 있다(Vogelsmeier et al., 2010; Williams and Reid, 2009). 최근 많은 의료기관과 의료기관 보고서(스태퍼드셔 국가보건서비스 보고서(Francis, 2013), 영국의 환자안전 개선 보고서(Berwick, 2013), 레빈병원 보고서(MacLean, 2014), 케오흐 사망률 보고서(Keogh, 2013))에서 조직 내 리더십 부족을 주장하며 결과를 중시하는 조직문화가 그러한 상황을 만들어 낸다고 지적했다(West et al., 2014). 미들턴(Middleton, 2013)은 간호학생이 리더십 개념을 알아야 긍정적인 변화를 촉진하는 간호사의 역할을 이해할 수 있다고 주장했다. 실제로 임상에서 적용할 수 있고 조직 효율성 및 사회정의에 초점을 맞춘 리더십 기술은 사회적 불평등에 대처하는 데도 매우 중요하다.

바그놀(Bagnall, 2012)은 간호리더십이 중요함에도 불구하고 리더십 개념 및 실습에 대한 교육이 학부 교육과정에서 제외되는 경우가 많다고 주장한다.

간호는 의료제공의 필수 구성요소이며 최적의 임상기술, 지식 및 전문적인 가치를 가진 전문가가 제공해야 한다는 점을 고려할 때 간호리더십에 대한 이해는 안전하고 환자 중심적인 간호를 위해 필수적이다. 이러한 맥락에서 임상 및 전문직 리더십에 기여할 수 있는 학습방법은 전문적 교육과정의 핵심요소 중 하나이다.

리더십과 환자간호에 대한 신입 간호사의 인식과 준비상항 확인

'리더십'과 관련하여 자신을 인식하는 방법은 전문직에 중요한 영향을 미친다. 리더십 능력을 개인이 타고나는 것으로 간주하는 경우, 실무자로서의 교육 및 개발에 대한 참여는 이 능력(잠재력)이 있다고 생각하는지 아닌지에 따라 결정된다. 마찬가지로, 만약 그것이 사실이라면, 강사, 멘토, 감독자는 그 리더십을 촉진하고 발전시키는 데 집중해야 한다. 이러한 특성을 나타내는 학생의 능력(잠재력)은 물론 나머지 학생들의 '팔로워십'을 지원하는 데 주력해야 한다. 만약 모두에게 리더십 잠재력이 존재한다면, 교육 및 개발 과정의 초점은 역할수행에 대한 개인과 집단의 기대에 따라 근본적으로 달라진다. 또한, 모두가 리더로서의 역할을 해야 한다는 생각을 받아들이는 것은 그러한 기술과 이해를 전문직에 포함시키는 것에도 영향을 미친다.

리더십에 대해 생각할 때, 파워, 계층, 자신감, 신뢰감, 목표 지향, 영향력 있는 행동과 성격에 대한 개념을 인용할 수 있다(Curtis et al., 2011). 이러한 관점은 고전문학, 대중매체, 그리고 일부 정치 및 사회 이론가에 의해 확립되었다. 리더십이 타고나는 것이라는 개념은 우리 문화에서 놀라울 정도로 공고한 위치를 차지하고 있으며, 이러한 정통성에 대한 도전은 리더십이 무엇인지, 리더십을 제공하고 관여하는 사람, 그리고 그것이 실제로 어떤 역할을 해야 하는지에 대해 정확히 이해하는 것과 관련하여 공동의 접근법이 필요하다.

코우제스와 포스너(Kouzes and Posner, 2006: 13)는 리더십을 다음과 같이 설명한다.

> 리더십은 관찰 가능하고, 배울 수 있는 일련의 관행이지, 보통 사람들이 이해할 수 없는 신비로운 것이 아니다.

피드백과 연습의 기회가 주어진다면 리더십 능력을 크게 향상시킬 수 있다. 따라서 리더십을 내재적 '상태'로 보지 않아야 하며, 교육, 연습, 피드백을 통해 가르치고 육성하고 강화할 수 있는 일련의 관행으로 보아야 한다. 또한 '리더십'과 '팔로워십'은 독립적이거나 배타적인 역할이 아니라 상호의존적 활동이며, 각각은 박식하고 정보에 정통한 선택이 요구된다고 주장한다.

그러나 모든 사람이 이런 견해를 가지는 것은 아니며, 건터(Gunter, 2001: 105)는 다음과 같이 주장해 왔다.

> 리더십은 다양한 경제적, 역사적, 정치적, 사회적 맥락에서 시도된 파워구조의 산물이다.

간호학생은 리더십이 실습에 어떤 의미를 갖는지 지속적으로 고려하고 검토해야 한다. 그러한 맥락에서, 리더십이 주로 개별적인 행동이나 집단적인 행동에 의해 특징을 갖는지 살펴본다. 리더십은 반드시 직위적 파워와 연관되지 않아야 하며(Thoms and Duffield, 2012), 특정 직책이나 임금과 연관되지도 않아야 한다. 리더십은 항상 고정되거나 영구적인 '위치'가 아니라 결과나 목표와 연관된 일련의 행동과 결과물이다. 실제로 집합적 리더십은 조직 내 전문성, 역량, 동기부여가 있는 곳이면 어디에나 리더십이 분포되어 있다는 모델을 제안한다(West et al., 2014). 이러한 접근방식의 목적은 모든 직원이 책임감 있게 양질의 따뜻한 보살핌을 제공하려고 하는 조직문화를 만드는 것이다. 웨스트 등(West et al., 2014)은 이러한 문화에서 모든 직원이 다른 시점에서 리더십을 발휘할 수 있는 잠재력을 가지고 있기 때문에 상황적 요구에 따라, 특히 그들의 전문지식이 당면한 과제와 관련이 있을 때 '리더십'과 '팔로워십'의 역할이 바뀔 수 있다고 주장한다. 또한 모든 직원에게 조직이나 직업상의 서열과는 상관없이 좋은 '팔로워십' 행동을 취할 수 있는 똑같은 기회를 제공하는 것도 중요하다.

중요한 것은 집합적 리더십이 일부 자유방임주의, 책임의 분산으로 보이지 않아야 하며, 훌륭한 실무를 개발하고 유지하는 데 필요한 리더십 관행과 행동에 대한 적극적인 이해와 참여를 요구하는 과정으로 보여야 한다는 것이다. 웨스트 등에 따르면 조직 내 모든 수준의 사람들이 NHS(National Health Service, 국가보건서비스) 문화를 육성하는 리더십 관행을 받아들일 수 있도록 의식적이고 신중한 주의를 기울일 필요가 있다.

리더십은 개인과의 관계에서만 존재하는 것이 아니고 조직 목표의 달성, 사회적 비전과 변화를 지향하는 과정으로 볼 수 있다(Gunter, 2001). 신입 간호사부터 리더십에 참여하고 모든 관련자가 역할을 할 수 있다는 새로운 관점을 간호에 영향을 미칠 수 있는 메커니즘으로 보는 것이 중요하다. 이러한 생각으로 임상 리더십에 대한 참여를 정당화하는 동시에 다른 관점을 듣고 이를 고려할 수 있는 넓은 시야를 가질 수 있다. 새로운 리더가 양질의 간호를 우선시하며 조직을 주도하는 능력은 개인의 성격이 아니라 그러한 행동을 촉진하는 리더십 맥락에서 비롯된다.

이상과 같이 제시된 내용을 바탕으로 임상실무에서 가장 잘 적용할 수 있는 단 하나의 리더십 모델은 없다는 것을 염두에 두며, 다양한 리더십 모델을 이해하고, 이러한 모델이 어떻게 나타나서 어떤 영향을 미치는지 평가해야 한다. 실제로, 경력 단계, 직책, 역할의 유형에 따라 두 가지 이상의 리더십 모델을 검토하고, 사용하고, 평가하는 것이 좋다.

활동 5.1

- 리더십에 대하여 학습한 경험을 생각해 본다.
- 학습과정 중 리더십이 포함된 부분을 찾아본다.
- 리더십 기술 개발에 영향을 미친 요소를 살펴본다.

리더십 잠재력 개발의 장벽

간호 현장에서 남성 간호사가 차지하는 비율은 약 10%이다(NMC, 2014). 그러나 이러한 사실이 여성의 리더십 영향력에 대한 이점을 부여하지 않았으며, 고위직을 차지하고 있는 남성의 수는 불균형하게 많다. 볼덴 등(Bolden et al., 2011)의 연구진은 리더십이 전형적으로 '남성적'으로 정의되고 통제, 명령과 관련되어 있음을 확인했다. 스케틀리츠키와 에드워즈(Schedlitzki and Edwards, 2014)는 최근 여성 리더 수와 리더십 개념의 변화에도 불구하고 리더십 문화는 여전히 남성 중심적이라고 주장한다. 리더십 역할의 장벽은 성별에 국한되지 않고, 민족성, 연령, 사회계층, 교육 및 성적 지향성을 수반한다는 것을 인식해야 한다. 이러한 요소 간의 상호작용은 복잡하며, 특히 다른 문화적 관점을 고려하면 더욱 복잡해진다.

물론 간호 역할에 대한 전통적인 개념은 지배적이고 남성적인 인프라 내에서 간호사의 '지지적'이고, 여성화된 역할을 강조하는 경향이 있다. 그러나 역사적으로 강력한 여성 역할 모델(Nightingale, Seacole)을 보여준 리더들과 다른 방법으로 리더십 잠재력을 일깨우고 대안적인 관점을 제공한 많은 남녀 리더(e.g. Gail Adams, Head of Nursing, Unison; Yinglen Butt, Deputy Chief Nurse, Guy's and St. Thomas' Foundation Trust;

Maurice Devine, Assistant Director, Ireland's Department of Health and Social Care Clinical Education Centre)가 있다.

활동 5.2

- 리더로서 자신에 대한 개인적인 견해와 임상실습에서 할 수 있는 리더십(또는 다른 방법)에 대해 짧은 글을 작성해 본다.
- 면허간호사가 되기 위해 준비하고 있다면, 리더십 개발 필요성에 대한 관점을 갖기 위해 자신의 장점을 인정하는 정직한 성찰이 필요하다.

전문직으로의 전환: 경력 초반에 리더십 잠재력 극대화하기

간호학생은 간호사로서 전문직으로 전환하는 시점에 자신의 분야에 대한 역량과 자신감에 상당한 변화를 느낄 수 있다(Ekstrom and Idvall, 2015). 크레이머(Kramer, 1974)가 개발한 '현실충격' 이론을 바탕으로 만들어진 '전환충격'(Duchscher, 2009) 개념은 간호대학 졸업생이 '학생'의 역할과 정체성에서 전문직 역할로 전환되면서 신체적, 지적, 정서적, 발달적, 사회 문화적 도전에 직면하는 과정을 설명한다.

새로운 관점을 가진 '변화 요원'으로서의 학생의 역할에 대해 교육현장과 임상실습에서 많은 것이 만들어졌다(Ion et al.,2015). 신입 간호사와 간호학생 모두가 기존 실무를 외부 관점에서 바라본다는 것은 거의 의심할 여지가 없지만, 풀렌(Pullen, 2003)은 대부분의 경우 학생은 실무 규범에 도전하기보다는 기성 팀에 '적응'하는 데 초점을 둔다고 밝혔다. 임상실습을 할 때 느꼈던 것이 있는가? 특히 어려운 상황에 직면했을 때 간호학생과 신입 간호사는 리더십 기술을 발휘하기보다는 기존 상황에 적응하는 행동을 취할 위험이 있다(Ion et al., 2015).

활동 5.3

가장 최근의 임상실습을 시작했을 때의 느낌을 되새겨 본다.

- '적응'을 목표로 하였는가?
- 건설적으로 실습에 도전하거나 질문을 할 수 있다고 느꼈는가?
- 이러한 상황에서 리더십을 발휘하는 데 있어 가장 중요한 문제는 무엇이었는가?

레칸 등(Lekan et al., 2011) 연구진은 변이적 리더십 지원 모델을 만들고, 학생의 리더십 능력에 대한 인식을 탐구했다. 이들은 낮은 자기효능감, 다른 직원과의 관계에서 '신뢰성 격차'를 관리해야 하는 과제가 있으며, 새로운 직원을 위한 핵심사안으로 위임과 감독의 책임에 대한 우려가 있었다. 와트와 고든(Watts and Gordon, 2012)은 간호교육과 복잡한 임상실무 사이에 차이가 있을 수 있으며, 간호사가 실무에서 효과적인 리더십을 발휘할 준비가 되어 있지 않을 수 있다고 말한다. 어떤 형태의 교육 프로그램이든 전문직으로 전환하는 동안 발생할 수 있는 모든 상황에 대해 학생이 적절하게 준비할 수 있을지 상당한 논란이 있다(Valiga and Champaigne, 2010). 뒤쉬르(Duchscher, 2009)는 입사하는 많은 신입 간호사가 학부 때 쌓고 통합한 실무에 대한 그들만의 비전을 유지하기 위해 애썼으며, 이것이 자신의 전문직 역할의 기본요건이라고 믿고 있음을 확인했다. 그러나 최적의 실무에 효과적으로 도전할 수 없다는 느낌은 사기를 떨어뜨리고, 전문직 지도자로서의 자신감을 잃게 했다. 이 진술들은 배운 것을 임상에서 어떻게 적용할지, 리더십 기술을 어떻게 더 발달시키는지, 그리고 이러한 기술의 발달이 빨리 이루어지는 것이 아니라 지속적인 과정임을 알 수 있게 해준다.

이러한 맥락에서, 간호학생과 신입 간호사가 그들의 역할 내에서 리더십 실무 통합을 어려워한다는 것을 알 수 있다. 그러므로 면허간호사 초기에 리더십을 발달시킬 수 있도록 지지해 주는 '발판' 구조가 마련되어야 한다. 이러한 지원의 유무와 리더십 기술을 실행할 수 있는 학습 '공간'의 제공은 성공적인 리더십 발휘에 영향을 미친다(Carlin and Duffy, 2013; Magnusson et al., 2014).

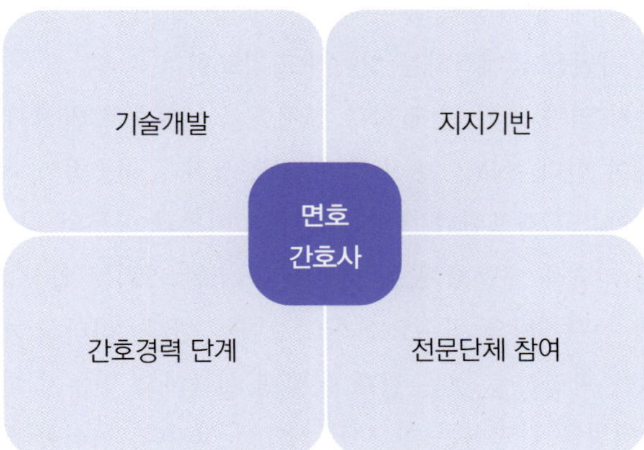

그림 9.1 면허간호사로 전환을 위한 지지

면허간호사 초기의 리더십 경험을 강화하기 위한 핵심 지원영역은 네 가지 상호 연결된 구성요소로, 리더십의 전략적, 운영적, 개별적, 전문적인 부분에 초점을 맞춘다. 이를 그림 9.1에서 확인할 수 있다.

리더십 기술 개발을 위해 간호사가 되기 전 준비사항

풀렌, 레칸 등, 미들턴과 브라운 등(Brown et al., 2015)은 교과과정 전체에 통합된 리더십 교육제도의 중요성을 강조하였다. 리더십 교육제도는 임상(전문직)과 관련이 있어야 하고 임상을 모델링해야 한다고 주장하였다. NMC(The Nursing and Midwifery Council; 간호사와 조산사 위원회)의 간호사가 되기 전 간호교육표준(NMC, 2010)은 리더십, 경영진 및 팀 작업에 중점을 둔 4개 영역에서 구성된 역량으로, 영국 내 모든 간호 프로그램에 적용된다. 규제기관은 리더십을 핵심 전문영역 중 하나로 구별하고 리더십 역량의 현장별 예시를 확인하며, 이 영역의 역량에 대한 일반적인 표준은 다음과 같다.

모든 간호사는 전문가로서 책임감을 갖고 의료표준과 간호를 유지하고 개선하기 위해 임상관리 프로세스를 사용해야 한다. 계획되고 불확실한 상황에 자율적으로 자신 있게 대응할 수 있어야 하며, 자신과 타인을 효과적으로 관리할 수 있어야 한다. 간호사는 서비스를 개선할 수 있는 기회를 창출하고 극대화해야 한다. 또한 간호사의 교육기간과 그 이후에도 리더십과 경영기술을 발전시킬 수 있는 가능성을 보여주어야 한다(NMC, 2010: 29).

이는 리더십과 전문직 관계의 중요성을 분명히 보여주며 임상 리더십을 위한 교육개발의 초점과 목적은 고객에게 가장 높은 수준의 간호를 제공할 수 있고, 간호를 전달함에 있어 의료팀에 대한 지원을 극대화하는 것이라고 강조한다.

간호학생은 네 가지 역량 영역 안에 학부 전체에서 보여주고 발전시켜야 할 리더십 요소가 있다고 인식해야 한다. NMC는 또한 이러한 성취가 최종점이 아니라 간호사로 전환하는 기간의 발판이라고 강조한다. 학부과정에서 이론과 실무의 리더십에 대한 학습과 이해를 통해 리더십 기술을 개발해 왔을 것이며, 이러한 기회는 임상능력에 추가되는 기능이 아니라 전문직 능력개발의 필수요소라고 보아야 한다. 리더십 개발을 위해 자신의 가치관, 강점, 영역을 확인하는 것은 현재 어떻게 실습하고 있는지 파악하는 데 도움이 될 것이며, 전문직 역할을 감당하는 데 자신감을 줄 것이다. 이러한 상황에서 높은 자기인식은 불안을 초래할 수 있으므로 적절한 리더십 행동을 개발하고 지원할 수 있는 발판을 제공하는 것이 중요하다. 앞에서 배운 '전환 충격'의 경험을 통해 자신감을 키우고 현실에서의 충격을 완화할 수 있다.

실무의 핵심을 구축하고 평가하는 감독/멘토링 구축

리더십에 대한 인식, 이해와 참여를 촉진하고 지원하는 핵심요소는 간호학생 또는 신입 간호사 경험에 비추어 보면 멘토십, 프리셉터십 및 감독의 질이다. 학생에서 간호사로 전환함에 따라 '나는 누구인가', 즉 자기 자신에 대한 이해와 '내가 되고 싶은 사람은 누구인가'에 대한 이해가 깊어질 것이며, 또한 '우리는 누구인가', 즉 임상 팀 내의 집단적 가치, 다시 말해 일하는 조직과 직업 전체에 대해 평가해 볼 수 있을 것이다(Fachin and Davel, 2015; Kreiner et al., 2006). 리더십 기술을 연습하고 관찰하고 모델화할 수 있는 기회는 간호사의 리더십 행동에 자기효능감을 높일 수 있다(Watts and Gordon, 2012; Hendricks et al., 2010).

연구 결과, 간호 학생은 실무와의 차이를 해소하기 위해 그들을 지원하는 사람들과의 효과적인 의사소통과 접근성 등 관계의 질을 높게 평가한다(Curtis et al., 2011).

스코틀랜드에서는 프리셉터(preceptor)와 신입 전문가에게 실질적인 지원 제공의 필요성을 인식하고, 2006년 신입 간호사, 조산사 등 의료종사자를 위한 전국 온라인 개발 프로그램인 Flying Start NHS 프로그램(Stewart and Barber, 2011; Upton et al., 2012)을 개발했다. 이 프로그램은 전문직 첫 해 동안 신입 간호사와 멘토 모두에게 자신감을 구축해 준다. 또한 신입 간호사가 역할 정립을 탐구하고 경력을 계속 쌓을 수 있게 돕는 가용자원을 이끌어 내는 개발 기틀을 제공한다. 영국의 다른 지역에서도 비슷한 기획을 추진하였다. 북아일랜드에서는 북아일랜드 간호 및 중환자실 교육위원회(Northern Ireland Practice and Education Council for Nursing and Midwifery, NIPEC)가 프리셉터십 프레임워크를 출범시켰다(NIPEC/DSSPS, 2013). 미니 웹사이트는 신입 간호사의 실무전환을 돕고 역할 모델인 프리셉터와 협력하여 자신감, 의사결정능력을 포함한 역량을 향상시키도록 도와준다. 2014년 웨일스 정부/NHS 웨일스는 프리셉터십 핵심원칙 문서를 발표했으며, 영국에서는 보건부(Department of Health, DH, 2010)가 신규 간호사, 조산사 같은 의료종사자를 위한 프리셉터십 틀을 발표했다. 이들은 기업 또는 이사회 수준에서 프리셉터십 프로그램을 관리하는 사람들에게 좋은 프리셉터십 실무요소를 개략적으로 설명하고 이익에 대한 결과 측정을 제안했다.

핵심요소인 리더십을 갖춘 간호경력과 개발의 틀

리더십 기술이 전문직의 핵심이라는 것을 인정한다면, 이러한 기술을 교육 및 준비할 수 있도록 지원해야 할 뿐만 아니라 더 넓은 전략적 인력개발, 계획 및 임무에도 포함시켜야 한다. 영국 정부와 각 지역의 보건부서는 모두 '간호 제공자의 현대화' 이후 리더십을 특정한 핵심영역으로 정했다(DH, 2006). 스코틀랜드에 있는 국가 리더십 단체와 영국의 NHS 리더십 아카데미의 출현은 이러한 분야의 약점에 대한 인식 속에서 임상 리더십에 초점을 맞추라는 요구가 계속 제기되고 있기 때문에 이러한 분야에 전략적으로 초점을 맞추고 있다는 것을 보여주는 것이다. 이러한 전략적 약속과 함께 신입 실무자와 이들의 리더십 개발을 돕는 사람들에게 지침을 제공하기 위해 많은 지원개발 도구가 출시되었다.

스코틀랜드에서 발표된 면허간호사 경력개발 틀(NHS Education for Scotland, 2014)은 실무자와 관리자에게 지침을 제공한다.

정보상자 5.1 *전문직의 4가지 요소(NHS Education for Scotland, 2014)*

- 임상실무
- 학습 촉진
- 리더십
- 연구 및 개발

스코틀랜드 NHS 교육(2014년) 틀은 여러 분야에 걸쳐 이전할 수 있는 실무의 주요 측면을 구분하고, 다른 전문가 및 전문 그룹에 보다 일관된 접근방식을 지원하고자 한다. 다른 요소들과 마찬가지로, 리더십 요소는 리더십이 각각 다른 수준의 경력 안에서 어떻게 표현될 수 있는지를 보여주며, 이를 통해 실무자의 리더십 발달 수준이 어느 정도인지 알 수 있다.

실무의 핵심요소인 리더십을 갖춘 실무자와 개별학습자 모임

NMC는 영국의 모든 간호사와 조산사의 규제에 대한 법적 책임을 지고 있으며, 모든 전문가가 규제기관이 정한 다양한 표준 및 코드에 기술된 전문직 행동을 보여주도록 요구한다. 규제의 주된 초점은 전문직 실무에 있지만, 우리 모두는 더 넓은 조직과 의료시스템 내에서 그 실무를 수행한다. 실제로 NMC 강령은 다음과 같이 명시하고 있다.

> 타인이 원하는 성실성을 갖고 리더십의 모델이 되어야 한다.
> (NMC, 2015a: 15)

> 사람들의 안전을 보장하고 향상된 의료시스템을 경험할 수 있는 리더십을 제공하라.
> (NMC, 2015a: 18)

간호사로서 환자 경험과 결과를 개선할 내재적 책임이 있다는 것을 이해하는 것이 중요하다. 이를 위해서는 개인 차원에서 리더십 과정에 기여하고 동료의 리더십 역량을 개발하고 촉진하며, 시스템을 주도적으로 이끌고 조직을 변화시키는 역할을 해야 한다. 또한 간호사는 내부고발 정책과 절차 등 언제, 어떻게 문제를 제기할지 알 수 있는 리더십 기술을 갖출 필요가 있으며, 근거기반 실무와 질향상 방법론을 이용한 연구로 기존의 관행에 도전할 필요가 있다.

따라서 미래의 전문직 역할의 핵심요소인 리더십을 강화하고 리더십 기술을 개발하는 것이 필요하다. 지속적으로 변화하는 의료환경에 대응할 수 있도록 리더로서의 역량 개발이 필수적이다.

활동 5.4

신입 간호사로서 첫 면접을 보러 간다고 상상해 본다. 학생시절에 쌓아온 리더십 자질을 생각해 본다.

- 지원서와 면접에서 어떻게 표현할 것인가?
- 특히 신입 간호사로서 첫 해에 강화하고 발전시키고 싶은 것은 무엇인가?

전문직 역할에서 리더십에 집중하는 한 가지 이유는 NMC에 의한 재검증의 도입이다. 재검증은 우리의 가치, 역량, 전문성, 그리고 그러한 것들이 함께 일하는 사람들 사이에서 어떻게 반영되고 어떻게 반응하는지에 초점을 맞추려고 한다. NMC(2015b)는 재검증을 통해 전문가가 다음 사항에 집중할 수 있는 새로운 요건을 도입함으로써 실무능력 향상을 촉진할 것이라고 밝혔다.

- 최신 실무 및 전문성 개발

- 강령에 명시된 전문직 실무와 행동의 표준에 대한 성찰
- 간호사, 조산사와 전문직 토론에 참여

학생으로서 성찰 연습은 전문직 발전의 핵심 측면이 될 것이다. 재검증의 과정을 통해 전문직 역할과 간호전달에 대한 기여를 적극적으로 성찰할 뿐만 아니라 개별적인 전문직 실무, 가치관, 역량을 다른 동료에게 개방할 수 있다. 실제로 NMC 강령은 '간호를 받는 사람들과 동료들의 이익을 위해 자신의 기술, 지식, 경험을 공유하라'는 명시적인 요건을 설정했다(NMC, 2015a: 8). 이러한 활동은 재검증 과정과 개별적인 전문직 실무를 보장하는 데 초점을 맞출 뿐만 아니라 전문 임상리더십 실무의 광범위한 모델에 대한 집단적 헌신을 분명히 지원한다.

요약

- 리더십은 전문직 실무의 '핵심요소'이며 임상, 교육 및 연구기술과 함께 동일하게 학습과 개발에 집중할 가치가 있다.
- 리더십은 집단적인 노력과 개별적인 노력이 필요하다.
- 전략적이고 발전적인 전문직 몰입을 통해 효과적인 리더십이 형성된다.

FURTHER RESOURCES

- The Healthcare Leadership Model and the Clinical Leadership Competency Model – in the NHS Leadership Academy (2013). (available at: www.leadershipacademy.nhs.uk/)
- The Edward Jenner Programme – in the NHS Leadership Academy (2013). (available at: www. leadershipacademy.nhs.uk/)
- For staff beginning to work towards more formal clinical leadership and management roles such as Charge Nurse or Team Leader, further structured development work such as the NIPECHealthcare Leadership ModelLeading Teams website (www.nipec.hscni.net/welcome-to-the-nipec-leading-teamswebsite/) and the NES Leading Better Care resources (available at: www.leadingbettercare.scot.nhs.uk/) provide learning materials and self-assessment tools to support development.

참고문헌

01 김인경, 김형희, 문숙자, 이혜영, 김유미 (2016) 간호리더십과 팔로워십. 정문각.

02 ANA Leadership Institute TM. Competency model [Online] Available at https://www.dphu.org/uploads/attachements/books/books_5520_0.pdf. Accessed 14/8/2020.

03 Bagnall, P. (2012). Facilitators and Barriers to Leadership and Quality Improvement. The King's Fund Junior Doctor Project. London: King's Fund, pp. 1–32.

04 Berwick D (2013). A promise to learn – a commitment to act Improving the Safety of Patients in England. Department of Health (England). Available at: www.gov.uk/government/publications/berwick-review-into-patient-safety. Accessed 16/06/2016).

05 Bolden, R., Hawkins, B., Gosling, J. and Taylor, S. (2011). Exploring Leadership: Individual, Organisational and Societal Perspectives. Oxford: Oxford University Press.

06 Brown, A., Crookes, P. and Dewing, J. (2015). 'Clinical leadership development in

a preregistration nursing curriculum: what the profession has to say about it'. Nurse Education Today, 36: 105 – 11.

07 Carlin, A. and Duffy, K. (2013). 'Newly qualified staff 's perceptions of senior charge nurse roles'Nursing Management, 20(7): 24 – 30.

08 Curtis, E. A., Sheerin, F. K. and de Vries, J. (2011). 'Developing leadership in nursing: the impact of education and training'. British Journal of Nursing, 20(6): 344 – 52.

09 Department of Health (2006). Modernising Nursing Careers. London: DH.

10 Department of Health (2010). Preceptorship Framework for Newly Registered Nurses, Midwives and Allied Health Professionals. London: DH. Available at: www.cmft.nhs.uk/published/ UserUpload/file/DoH%20Preceptorship%20%20AHPs,%20Nurses%20Midwifery.pdf. Accessed 16/06/2016.

11 Duchscher, J. E. B. (2009). 'Transition shock: the initial stage of role adaptation for newly graduated registered nurses'. Journal of Advanced Nursing, 65(5): 1103 – 13.

12 Ekstrom, L. and Idvall, E. (2015). 'Being a team leader: newly registered nurses relate their experiences'. Journal of Nursing Management, 23: 75 – 86.

13 Fachin, F. F. and Davel, E. (2015). 'Reconciling contradictory paths: identity play and work in career transition'. Journal of Organizational Change Management, 28(3): 369 – 92.

14 Francis, R. (2013). Report of the Mid Staffordshire NHS Foundation Trust Public Inquiry: Executive Summary (Vol. 947). London: The Stationery Office.

15 Gunter, H. (2001). 'Critical approaches to leadership in education'. Journal of Educational Enquiry, 2(2): 94 – 108.

16 Hendricks, J.M., Cope, V.C. and Harris, M. (2010). 'A leadership program in an undergraduate nursing course in Western Australia: building leaders in our midst', Nurse Education Today, 30: 252 – 57.

17 Ion, R., Smith, K., Nimmo, S., Rice, A.M. and McMillan, L. (2015). 'Factors influencing student nurse decisions to report poor practice witnessed while on placement'. Nurse Education Today, 35(7): 900 – 5. Keogh, Sir Bruce (2013) Review into the Quality of Care and Treatment Provided by 14 Hospital Trusts in England: Overview Report. London: DH.

18 Kouzes, J and Posner, B. (2006). The Student Leadership Practices Inventory. San Francisco: Jossey-Bass.

19 Kramer, M. (1974). Reality Shock: Why Nurses Leave Nursing. St Louis: C.V. Mosby

20 Kreiner, G. E., Hollensbe, E. C. and Sheep, M. L. (2006). 'Where is the "me" in the "we"? Identity work and the search for optimal balance'. Academy of Management

Journal, 49(5): 1031 – 57.

21 Lekan, D. A., Corazzini, K. N., Gilliss, C. L. and Bailey, D.E. (2011) 'Clinical leadership development in accelerated baccalaureate nursing students: an education innovation'. Journal of Professional Nursing, 27(4): 202 – 14.

22 MacLean, The Rt Hon. Lord (Chair) (2014). The Vale of Leven Hospital Inquiry Report. Edinburgh: Scottish Government. [Online] Available at www.valeoflevenhospitalinquiry.org/Report/j156505.pdf. Accessed 18/08/15.

23 Magnusson, C., Westwood, S., Ball, E., Curtis, K., Evans, K., Horton, K., Johnson, M. and Allan, H. (2014). An Investigation into Newly Qualified Nurses' Ability to Recontextualise Knowledge to Allow Them to Delegate and Supervise Care (AaRK). University of Surrey/GNC for England and Wales Trust.

24 Middleton, R. (2013). 'Active learning and leadership in an undergraduate curriculum: how effective is it for student learning and transition to practice?'. Nurse Education in Practice, 13: 83 – 8.

25 NHS Education for Scotland (2014). Post-Registration Career Development Framework for Nurses, Midwives and Allied Health Professions. Edinburgh: NHS Education for Scotland. [Online] Available at www.careerframework.nes.scot.nhs.uk. Accessed 12/9/2016.

26 Nursing and Midwifery Council (2010). Standards for Pre-registration Nursing Education. London: NMC. Available at: www.nmc.org.uk/standards/additional-standards/standards-for-pre-registration-nursing-education/. Accessed 16/06/2016.

27 Nursing and Midwifery Council (2014). Equality and Diversity Annual Report 2014. London: NMC. [Online] Available at www.nmc.org.uk/globalassets/sitedocuments/annual_reports_and_accounts/the-equality-and-diversity-annual-report---english-january-2015.pdf.

28 Nursing and Midwifery Council (2015a). The Code: Professional Standards of Practice and Behaviour for Nurses and Midwives. London: NMC. [Online] Available at www.nmc.org.uk/globalassets/sitedocuments/nmc-publications/revised-new-nmc-code.pdf. Accessed 12/9/2016.

29 Nursing and Midwifery Council (2015b). Revalidation. London: NMC. [Online] Available at www.nmc.org.uk/standards/revalidation. Accessed 12/9/2016.

30 Northern Ireland Practice and Education Council for Nursing and Midwifery (NIPEC)/Department of Health Social Services and Public Safety (DHSSPS) (2013). Preceptorship Framework for Nursing, Midwifery and Specialist Community Public Health Nursing in Northern Ireland. NIPEC/DHSSPS. Available at: www.nipec.hscni.net/

guiding-principles-forpreceptorship-docs-2/. Accessed 16/06/2016.

31 Pullen ML (2003). 'Developing clinical leadership skills in student nurses', Nurse Education Today, 23(1): 34 – 9.

32 Schedlitzki, D. and Edwards, G. (2014). Studying Leadership: Traditional and Critical Approaches. London: SAGE.

33 Song BR, Seomun GA. (2014) 'The influential factors related to organizational citizenship behavior of nurses – with focus on authentic leadership and organizational justice', Journal of the Korean Academy of Nursing Administration, 20(1):237– 246.

34 Stewart, J. and Barber, L. (2011) 'A Flying Start for the Newly Qualified'. Nursing Times, 107(19/20): 19.

35 Thoms, D. and Duffield, C. (2012). 'Clinical leadership'. In: Chang, E. and Daly, J. (eds) Transitions in Nursing. Sydney: Elsevier, pp. 225 – 34.

36 Upton, D., Upton, P. and Erol, R. (2012) Evaluation of the Key Characteristics which Support the Completion of Flying Start NHS® in NHS Scotland – Final Report for NHS Education for Scotland. [Online] Available at www.flyingstart.scot.nhs.uk/media/71080/university%20 of%20worcester%20flying%20start%20nhs%20report%20 2012.pdf. Accessed 12/9/2016.

37 Valiga, T.M. and Champagne, M. (2010). 'Creating the future of nursing education: challenges and opportunities'. In: Cowen, P.S. and Moorhead, S. (eds) Current Issues in Nursing, 8th edition. St Louis: Mosby Elsevier, pp. 75 – 83.

38 Vogelsmeier, A., Scott-Cawiezell, J., Miller, B. and Griffith, S. (2010). 'Influencing leadership perceptions of patient safety through just culture training'. Journal of Nursing Care Quality, 25: 288 – 94.

39 Watts, C. and Gordon, J. (2012). Leadership and Pre-registration Nurse Education – Literature Review Included as Part of the Willis Commission 'Technical Papers'. Available at: www.willis commission.org.uk/_data/assets/pdf_file/0009/480087/ Leadership_and_pre-registration_nurse_education.pdf. Accessed 16/06/2016.

40 West, M., Eckert, R., Steward, K. and Pasmore, B. (2014). Developing Collective Leadership for Health Care. London: The King's Fund.

41 Williams, M. and Reid, J. (2009). 'Patient safety: leading improvement'. Nursing Management, 16: 30 – 4.

6장 전문직 간의 간호리더십

학습목표

1. 전문직 간에 효과적으로 협력하는 방법을 이해한다.
2. 전문직 간 업무 차이로 인한 장벽의 문제해결 방법을 이해한다.
3. 전문직 간 및 조직 간 문제해결을 위한 리더로서의 역할을 이해한다.

주요개념

- 전문직 간 업무, 협력기관 간 업무, 팀 리더십

용어정의

- 전문직 간 업무(inter-professional working): 둘 이상의 전문직이나 학문 분야의 사람들이 함께 일하며 의사소통하는 것
- 전문직 간 보건의료팀(inter-professional healthcare teams): 대상자의 요구 충족을 위한 공동목표를 달성하기 위해 서로 다른 보건전문직 또는 다른 학문 분야가 협력하는 팀. 팀 구성원의 역할은 실무범위에 따른 업무 수행, 서로의 업무를 지원하기 위한 정보 공유, 서비스 제공 과정 및 중재 조정
- 다중 전문직 업무(multi-professional working): 일반적으로 전문직 간과 다중 전문직이라는 용어는 서로 바꿔 사용 가능. '상호간(inter)'은 본질적으로 총체론적인 업무 실행을 의미, '다중(multi)'은 서로 다른 학문분야가 함께 협력하는 것을 의미
- 다중 기관 팀(multi-agency teams): 일반적으로 NHS(National Health Service, 국가보건서비스) 직원, 지역사회 서비스 및 자원봉사가 포함된 팀 서비스에 사용. 목적은 전문 지식과 기술을 결합하여 대상자와 그 가족에게 조정된 지원과 보건의료 패키지 제공
- 협력기관 간 업무(inter-agency working): 전문직 간 업무처럼 기관 간 업무도 본질적으로 총체적인 실무가 포함되며, 서로 다른 분야 및 전문직 분야의 실무자들이 통합된 방식으로 대상자에게 지원 제공

서론

여기서는 다양한 보건의료 분야에서 간호사가 보건전문의료팀의 중추적 역할을 할 수 있도록 전문직 간 실무의 필요성을 제시한다. '다중(multi)'이라는 용어보다는 '상호간(inter)'이 전체적으로 통합된 보건의료서비스 전달체계에서 전문직 간 업무목적을 이해하는 데 더 유용하므로 이를 통해 전문직 간 실무에 필요한 팀워크와 리더십 기술에 대해 설명한다.

보건의료서비스 전달체계 및 보건의료조직에 오랜 기간에 걸쳐 많은 변화가 있었다는 사실은 의심할 여지가 없다. 이제 간호사는 보건의료의 질 향상을 위해 리더십을 발휘하여 중추적인 역할을 해야 한다. 간호사의 리더십 도전과제로는 자신이 맡은 역할에서 모든 기회를 포착하고, 대상자를 중심으로 한 양질의 간호 계획, 수행, 평가 그리고 전문직 간 실무에서 리더십을 수행하는 것이다.

이러한 도전적 역할을 해내기 위해서는 이끌기만 하는 전통적인 리더십만으로 충분하지 않다. 이 장은 전문직을 이끌고 기관과 조직의 장벽을 해결할 수 있도록 새로운 이슈를 탐색하고 새로운 스타일의 리더십에 대한 실무지침을 제공한다. 전문직 간 업무의 주요 목적은 보건의료 및 사회보장(social care)을 받는 사람들의 경험을 최고 수준으로 향상시키는 것이다(Taylor and Brannan, 2014).

전문직 간 및 협력기관 간 업무의 맥락

초창기 전문직 간 교육 및 프로그램은 유럽을 중심으로 발전하였다. 영국은 전문직 간 교육 발전센터(Center for the Advancement of inter-professional Education)를 설립하여 건강과 의료 분야에 종사하는 교육자 및 연구자들이 아이디어와 경험 등의 정보를 공유할 수 있도록 하여 전문직 간 교육을 실현하고 있다(오혜진, 2019). 현재 영국의 보건의료는 큰 도전에 직면하고 있으며 빠르게 변화하고 있다. 간호사의 중요한 리더십 도전 중 하나는 재정적 제약이 심한 시기에 간호의 질을 유지하고 향상시키는 것이다. 동시에 국민의 기대는 높아지고 있으며, 의약품 및 보건의료 기술 또한 혁신적으로 발전하고 있다. 인구 증가로 인해 의료서비스 제공 부담이 가중되면서 양질의 보건의료는 효과적으로 협력하는 보건의료 및 사회보장 서비스를 통해서만 달성될 수 있다는 인식이 확산되고 있다.

페티 등(Petty et al., 2016)은 간호학생과 의대생을 대상으로 전문직 간 팀워크에 대한 실험연구를 실시하였다. 두 집단은 지역사회 건강검진 프로그램 실시에 참여하는 동안 서로 협력하여 정보를 조사하고 서로 역할을 바꾸어 상대의 전문영역에 대해 배우고 이해하는 시간을 가지면서 전문직 내 팀워크를 스스로 경험하였다. 이때 교수진은 팀 코치로서의 역할만 제공하였다. 연구 결과 의사소통, 협력, 역할과 책임감, 협력적인 환자/가족 중심 접근, 갈등관리 및 해결, 팀 기능 등에서 모두 통계적으로 유의미한 변화를 보여 전문직 간 팀워크의 중요성을 입증하였고, 교수자의 역할은 더 이상 팀 리더가 아닌 팀 코치의 역할로 변화되었다고 하였다.

우리나라 의과대학 및 간호대학 교수를 대상으로 전문직 간 교육현황과 인식에 대한 조사연구(김소연, 2017; 김건희, 황은희, 신수진, 2017)에서는 간호사, 간호대학 교수 91.6%(218명)가 전문직 간 교육에 참여한 적이 없다고 응답하여 실제적인 협력을 위한 전문직 간 교육의 필요성을 제기하였다.

활동 6.1

- 실습에 배치되면서 경험했던 모든 전문직, 학문 분야, 서비스 및 조직의 목록을 적어 본다. 여기에는 사회보장 서비스, 자선 단체, 기타 병원 또는 지역사회 환경이 포함될 수 있다.

이 활동의 목적은 간단하다. 광범위한 서비스, 전문직의 범위 및 대상자와 함께 일하면서 그들의 보건의료 및 사회보장 시스템을 탐색할 때 이용할 수 있는 자원의 범위를 확인하도록 돕는 것이다. 이 목록을 작성하다 보면 이 모두가 어떻게 연결되는지 궁금할 수 있다. 합법적인 접근법과 선도적인 전문가들의 생각을 확인할 수 있는 자료를 구축함으로써 스코틀랜드는 보건의료와 사회보장 통합을 위한 법안 개발에 앞서고 있다(www.gov.scot/Topics/Health/Policy/Adult-HealthSocialCare-Integration). 웹사이트에는 다음과 같이 명시되어 있다(Scottish Government, 2015).

> 보건의료 및 사회보장 통합의 핵심은 서비스를 이용하는 사람들이 사회보장 과정의 어느 시점에서든 적절한 보장과 필요한 것을 지원받도록 하는 것이다.

이를 가능하게 하는 여러 가지 조건이 있지만 성공의 기본은 무엇보다도 이해관계자(보건의료 및 사회보장 전문직, 제3분야 관계자, 서비스 이용자, 보호자 등)의 참여이다. 따라서 이러한 참여방식은 보건의료 및 사회보장 전문직이 다양한 업무방식을 찾아야 할 필요가 있다. 국가보건 및 복지성과(National Health and Wellbeing Outcomes) (Scottish Government, 2015) 정책에 통합적 사회보장 접근법으로 제공된 예시를 사례연구 6.1에 요약하였다.

사례연구 6.1

- 그레헴은 55세로 장기요양 파트너와 함께 살며 지역 청소년 단체에서 자원봉사자로 근무했다. 그레헴은 십대 시절에 양극성 장애를 진단받았으며, 그 후 대학에 진학하여 원하는 직업을 가질 수 있도록 사회적 지원을 받았다. 45세에는 심장병 진단을 받았다. 그레헴은 진단으로 인한 스트레스와 새로운 약물로 기분 변화가 나타나고 그로 인해 정신건강을 효과적으로 관리하기가 점점 더 어렵다고 느꼈다. 진단 후 그레헴의 주치의(GP)는 여러 분야 전문가와 만나 볼 수 있도록 상담을 예약해 주었다. 그를 정신건강전문간호사와 사회복지사에게 의뢰했으며, 실무간호사는 그레헴이 자신의 심장 상태를 이해하고 이를 관리할 수 있는 방법을 안내해 주었다. 실무간호사는 또한 그를 지역 심장재활그룹과 시민상담소(Citizens Advice Bureau)에 등록해 주었다. 그레헴은 사회복지사를 통해 건강지원 행동계획(Wellness Recovery Action Plan) 개발을 도와주는 동료 지원 담당자와 연락을 취하기도 했다. 그가 받은 여러 분야의 지원으로 그레헴은 진단 후 몇 년 동안 일을 계속할 수 있었고, 은퇴하기로 결정했을 때에도 자원봉사 일은 계속할 수 있었다.

그레헴의 경험을 살펴보면 많은 전문직이 그의 치료-그의 요구를 확인하고 처리하는데 도움이 되는 통합된 접근-에 참여하고 있음을 알 수 있다. 그러나 여기에 설명된 상황은 다중 전문직/다중 기관 접근방식이다. 주치의의 추천에 따라 다른 분야 전문직의 기술과 전문지식을 제공받은 예로 볼 수 있다. 이러한 치료과정에 서비스를 제공하면서 전문직 간 협업과 통합된 방식으로 간호가 리더십을 발휘할 수 있는지 결정하기는 어려울 수도 있다. 무엇이 옳고 무엇이 그른지에 정답은 없지만 자신이 근무하는 영역에서 이러한 문제를 고려하면서 보건의료 체계와 조직을 통해 대상자의 상황이 어떻게 진행되는지를 확인할 수 있다(때로는 자신이 할 수 있는 방법 안에서 얼마나 많은 통제력이나 자율성을 가지고 있는지 질문해 보아야 한다).

영국 보건자치단체(King's Fund)는 통합적 케어 문제에 대한 비평과 논평에서 영향력이 크다. 이는 전문직 간 및 협력기관 간 업무실행에서 볼 때 매우 중요하다(www.kingsfund.org.uk/topics/integrated-care). 한 가지 예로 햄과 알더윅(Ham and Alderwick, 2015 ; Pace-based Care of Systems : A Way Forward a NHForward for the NHS)의 보고서에는 다음과 같은 전략적 문제가 요약되어 있다.

- 재정적 제약과 요구사항을 포함하여 NHS의 압력은 엄청나다.
- 변화하는 보건의료 및 사회보장에 대한 요구사항을 처리할 돌봄 모델을 개발해야 한다.
- NHS 조직은 많은 변화를 겪어 왔으나 이전과는 다른 단편화된 상태에 있다고 말할 수 있다.
- 조직적 통합보다는 임상서비스 통합이 긍정적인 영향을 미치는 것으로 나타났다.

햄과 알더윅은 서비스 제공자가 서비스를 제공받는 대상자에게 필요한 것을 전달하기 위해 보다 협력적인 장소-기반 케어 시스템을 제안하였다. 즉, 자원의 통합과 서비스 전달에 대한 통합적 접근법 및 해당 서비스를 주도하고 관리하는 방식의 변경에 더 중점을 두어야 한다. 물론 목적은 국민의 건강과 복지를 향상시키는 것이다. 스코틀랜드는 이미 통합적 케어를 위한 법을 제정했지만 햄과 알더윅은 이 장소-기반 체계 접근법을 통해 추가조치를 취할 수 있다고 제안한다.

영국 및 전 세계가 직면한 도전적 과제에 대해 더 자세히 이해하기 위해 웹사이트에 접속해 통합적 케어의 '세계 여행(travel the world)'을 찾아볼 수 있다. 영국 보건자치단체의 통합적 케어 맵(www.kingsfund.org.uk/topics/integrated-care/integrated-care-map)도 좋은 예시이다. 이러한 사례 연구를 통해 얻을 수 있는 주요 메시지는 개인 또는 국민 전체의 요구사항이 업무 중심 모델이 아니어야 한다는 것이다. 하지만 통합적 서비스 개발에 대한 협업적 접근에 대한 논쟁은 상황에 따라 협업이 이루어지는 모델이 다를 수 있다고 한다.

영국 보건자치단체(Naylor et al., 2015)에 의한 추가 보고서-급성 병원과 통합적 케어(Acute Hospitals and Integrated Care)-는 변화하는 대중의 요구사항을 해결하고 재정적 문제를 관리하기 위해 급성 병원의 관리자가 병원기반 또는 조직기반 접근방식에서 벗어나야 한다고 말한다. 보건의료 및 사회보장 시스템 전반의 리더십으로 나아가기를 권고하며, 특히 병원과 일차 보건의료서비스의 통합 또는 병원과 다른 병원의 통합을 제시한다. 이 보고서에서는 근거기반 통합 사회보장의 성공이 여전히 발전적임을 인식하며 5가지 사례연구를 제시한다. 예를 들어, 노섬브리아 보건의료 NHS 재단신탁(Northumbria Healthcare NHS Foundation Trust)과 협력자가 제공하는 고위험 환자 프로그램은 피할 수 없는 입원이나 응급 재입원율의 현저한 감소를 증명하고 있다.

이러한 도전과제는 보건의료 성과 및 질을 증진하면서 동시에 비용을 절감해야 하는 나라의 문제이기도 하다. 미국의 보건의료증진연구소(Institute of Healthcare improvement, IHI, 2013)는 3가지 차원에 대한 조치를 요구하는 트리플 에임(Triple Aim) 프로그램의 채택을 제안한다.

- 환자 돌봄 경험 개선하기
- 국민 건강 개선하기
- 1인당 건강관리비용 절감하기

미국 의학연구소(IoM, 2015)는 빠르게 변화하는 보건의료환경에서 간호사를 긍정적인 변화에 기여하는 중요한 역할자로 인식하고 있으며, 또한 전문직 간 협력의 중요성도 강조하고 있다.

> 혼자 일하는 전문직은 환자와 지역사회의 복잡한 요구를 충족시킬 수 없다. 간호사는 리더십과 혁신적인 기술과 역량을 지속적으로 개발하고 보건의료전달체계 및 의료체계 재설계 분야의 다른 전문직과 협력해야 한다.

홀트 등(Holt et al., 2010)은 보건의료와 사회보장을 위한 공통적 역량으로 다중 기관과 전문직 간 업무의 중요성을 제시하였다. 모든 보건전문인이 전문직 간 실무를 수행하기 위한 의사소통 기술, 팀워크 기술 및 윤리적 실무기술을 필수 역량으로 제시하였다. 케시카란 등(Keshtkaran et al., 2014)의 연구에서도 보건의료전문인은 팀에서 자신의 지식을 공유해야 하며 공통된 목표를 이루기 위해서는 팀 접근법이 필요하고, 이를 위해 전문직 간 교육이 필수적이라고 하였다. 잘 갖추어진 전문직 간 팀은 환자간호의 질을 증진시키고, 비용을 낮추며, 입원기간을 감소시킨다고 보고하였다.

시스템–지속 리더십 방식은 환자 결과의 향상, 부작용 발생 감소 및 직원 만족도 향상과 관련이 있으며(Garner, 2011), 앞서 설명한 장소–기반 리더십 접근법을 반영한다. 간호사는 이러한 도전과제를 해결해야 하며, 때로는 통합된 팀을 이끌고 시스템이나 네트워크 리더의 역할을 수행해야 한다. 모든 간호사는 다양한 환경과 상황에서 일하며, 자신의 주어진 역할과 관계없이 리더십을 발휘할 수 있다(Hasmiller, 2010). 이 책은 임상실습 동안 간호학생의 리더십을 증진하도록 도우며, 통합적 팀 또는 전문직 간 팀 내에서 인정받는 리더십을 수행하여 실무에 영향을 주고 실무를 증진시키는 기회를 제공하도록 하는 것이다.

활동 6.2

자신이 배치됐던 임상실습지 중 한 곳을 생각해 본다. 간호 제공에 참여한 서비스, 전문직 및 기관들에 대한 활동 6.1로 돌아가 자신의 목록과 비교해 본다.

- 업무관계, 배치환경의 외부 서비스 접근성 및 환자 돌봄 경로의 통합에 대해 어떻게 생각하는가?
- 이러한 임상적 배치에서 전문직 간 또는 협력기관 간 수준의 운영방식에 대한 견해는 무엇인가? 관찰결과를 통해서 자신에게 전문직 간 실무의 탁월함을 보여주는 것이 목표이다.

통합적 케어에 대한 명확한 정책지침을 확인할 수 있어야 한다. 역사적으로 파트너십 업무는 간호의 특징이었지만 지금은 협력적 간호에 더 중점을 두고 있다. 즉, 상호적 목적(물론 환자와 협력하여 결정되는)을 달성하기 위해 학문 분야/전문직에서 상호 신뢰 및 존중으로 함께 협력하여 상호 목표를 달성하기를 제안한다. 전문직 간 업무를 위한 근거–기반은 개발 중이며, 미셸 등(Mitchell et al., 2013)은 병원 방문일수 감소, 입원일수 감소 및 성과 향상과 관련이 있다고 제시한다.

전문직 간 팀과 팀 업무

모든 보건의료팀에서 어느 정도는 전문직 간 업무를 하는 것을 볼 수 있다. 특히 만성질환 및 정신건강 문제가 있는 환자를 대상으로 하는 팀의 경우 전문직 간 팀 업무 모델에 대한 긍정적인 결과가 증가하고 있다(Nancarrow et al., 2012). 이러한 사실은 난카로우의 연구 결과를 통해서도 알 수 있다.

- 보건의료 및 사회보장 팀의 업무방식을 변경하여 돌봄을 개선할 필요가 있다. 예를 들어 불필요한 입원을 줄이고 조기퇴원을 촉진할 수 있다.
- 학제 간 팀 업무는 상황, 리더십, 목적과 비전, 기술 구성, 서비스 구성, 경력개발 기회 등 여러 측면에 따라 달라지는 복잡한 현상이다.
- 전문직 그룹의 모든 구성원을 참여시켜 파트너십(협업) 업무를 '육성 및 구축'(p. 183) 해야 한다.
- 우수한 학제 간 팀의 주요 특징은 의사소통, 개인적 특성, 리더십 및 관리, 개별 보상, 훈련 및 개발 기회, 간호의 질과 성과, 적절한 기술 혼합, 적절한 프로세스와 자원, 팀 환경, 역할 존중 및 이해, 비전의 명확성을 드러낸다는 것이다.
- 발전적이거나 성숙한 협업적 팀에서 환자와 가족은 팀의 주요 구성원으로 포함된다.

팀이 효과적이고 많은 부분을 지원해 줄 수는 있지만, 항상 자동으로 진행되는 것은 아니며, 팀의 성과를 높이려면 팀 리더와 팀 구성원 모두가 노력하고 헌신해야 한다. 보릴 등(Borrill et al., 2001)의 전문직 간 팀 및 팀 리더십에 대한 광범위한 연구는 다음과 같은 주요 결과를 제시하였다.

- 함께 협력하는 팀은 그렇지 않은 팀보다 더 효과적이고 혁신적이다.
- 팀의 목표가 명확할수록 팀 참여 수준이 높아진다.
- 품질과 혁신에 중점을 둘수록 팀이 고품질 보건의료를 제공할 가능성이 높아진다.
- 제대로 기능하는 팀에서 일하는 간호사는 조직 또는 직업을 그만둘 가능성이 적다.
- 팀 멤버십은 병원의 경직된 분위기와 갈등의 부정적인 영향에서 개개인을 보호할 수 있다.
- 다양한 전문직 그룹이 팀에 속해 있고 함께 일할 때, 대안적이고 경쟁적인 관점을 면밀히 논의하여 보다 나은 질적 간호결정을 내린다.
- 팀은 업무와 적절한 간호과정에 대한 공유 이해를 구축하기 위해 회의를 소집하고 효과적으로 진행해야 한다.
- 명확한 리더십이 부족하면 팀 업무와 참여 수준이 낮아지고 질적 간호에 대한 헌신도 낮아진다.

보릴 등이 제시한 분명한 리더십은 다음과 같다.

- 공유된 목표를 중심으로 팀원들 사이의 지지 형성하기
- 업무에 대한 열정과 자신감 생성하기
- 조직화된 활동 지원하기
- 개인과 팀이 전체로서 역량을 개발하고 지속적으로 향상될 수 있도록 지원하기
- 팀 구성원이 서로의 기여에 대해 감사하고 차이점을 이해하고 건설적으로 해결하는 방법을 배우도록 지원하기
- 외부 이해관계자와의 관계를 구축하고 팀원과 다른 사람들 사이의 갈등을 해결하도록 지원하기

팀이 얼마나 잘 기능하고 있는지 어떻게 알 수 있을까? 실무에서 이를 고려할 수 있는 한 가지 방법은 여기에 있는 목록을 가지고 심사숙고하여 사용하는 것이다.

활동 6.3

보릴 등의 연구와 난카로우 등의 연구에서 제시한 두 목록을 이용하여 자신이 배치된 임상상황 중 하나와 자신이 목격했던 팀 업무에 대해 생각해 본다.

- 잘 되었던 것은 무엇인가?
- 잘 되지 않았던 것은 무엇인가?
- 팀 업무 개선을 위해 다르게 할 수 있었던 것은 무엇인가?

이에 대한 답변에서 자신이 속한 팀은 주어진 상황에서 환자에게 제공되는 서비스와 잘 통합되어 있을 수도 있다. 환자간호를 위한 집단적 의사결정에 우수한 전문직 간 토론을 경험했을 수도 있다. 의사결정 과정의 일부로 서로 다른 의견의 상황에서 협력적 업무관계를 형성하는 리더십을 보았을 수도 있고, 또 다른 경험을 했을 수도 있다. 그러한 경험이 무엇이든 간에, 전문직 간 업무 실행의 필요성이 매우 중요함을 인식해야 한다. 간호학생은 졸업 후 다양한 임상상황에 배치될 것이다. 부하직원을 훈련시키고 평가하고, 직장의 비전을 이해하고, 환자에 초점을 맞추고, 환자간호와 관련된 모든 사람과 그들의 계획을 이해해야 한다. 또한 환자가 중심에 있으며 긍정적인 방법으로 전문직 간 팀원으로 역할을 다해야 한다.

전문적 영역을 뛰어넘는 리더십

리더십에 대한 전통적인 견해는 실패한 서비스나 조직을 구출하는 카리스마적 리더십이다. 문제가 생겨 리더가 조직을 떠나면 새로운 리더는 '모든 문제를 해결하기 위해' 도입된다. 그러나 최근 변화를 살펴보면 이제 매우 다른 종류의 리더십이 필요하며, 그 리더십은 공통의 목적을 달성하기 위해 보건의료인과 조직관리자의 폭넓은 이해와 통합으로 정보의 공유와 분배가 이루어지는 리더십이다. 전문직 간 및 협력기관 간 리더십은 국민과 환자의 건강성과를 최우선으로 하며, 직원을 참여시키고, 향상된 건강간호를 위해 공유 비전을 제공하며 환자를 건강의 주체로 참여시킨다. 간호사가 다른 종류의 리더십을 발휘하기 위해 이 비전을 어떻게 부합할지를 생각해 보면 다른 전문직에 비해 간호사는 환자 경험에 더 밀접하므로 상당한 기여를 하는 것을 분명히 확인할 수 있다.

영국 보건자치단체는 '영역 확장자(boundary spanners)'로서 행동하는 역할의 중요성을 강조했다(West et al., 2014). 영역 확장자는 반드시 높은 직책의 파워를 갖는 것이 아니라 전통적으로 주어진 영역을 넘어서 참여하고 영역 사이를 연결할 수 있는 사람이다. '모든 수준에서 모든 리더의 모든 상호작용은 조직의 새로운 문화를 형성한다'(p.4)라고 한다. 성공적인 전문직 간 및 협력기관 간 업무를 위해서는 조직 간 협업이 필요하다는 것을 감안할 때, 새로운 통합적 보건의료 및 사회보장을 위해 일하는 것이 얼마나 복잡한지 예측할 수 있다. 그러나 영역 확장자로 행동한다면 간호 문화 및 전체적인 간호관리 시스템에 실질적인 차이를 만들 수 있다.

보건의료 및 사회보장 시스템을 선도하기 위해 리더는 다음을 수행한다.

- 공유 가치에 기반을 둔 공유 비전을 개발하고 전달하기
- 효과적으로 협상하고 영향을 미치는 기술을 가지기
- 감정적으로 회복력을 가지기
- 시스템 작동방식을 이해하기
- 변화된 관리기술 가지기

간호학생은 '영역 확장자'로 활동할 수 있는 위치에 있을 수도 있다. 조직에서 일하는 사람으로서 조직적 경계영역을 뛰어넘어 이용 가능한 연락처와 지식을 개발할 수 있다. 다양한 전문직이 서로에 대해 이해하거나 이해하지 못하는 부분 등 그들이 일하는 조직 간의 이해 여부를 고려하는 것은 매우 흥미롭다. 전문직 간 업무의 장벽 중 하나는 팀을

구성하는 다양한 전문직의 배경과 관련 지식에 대한 이해 부족이다. 효과적인 전문직 간 팀이란 영역(관련된 전문직)을 뛰어넘는 방식으로 팀원의 기술과 지식을 사용하여 간호에 대한 통일된 접근법을 제공하는 팀 업무방식을 말한다(Taylor and Brannan, 2014).

미국 캘리포니아 대학 샌프란시스코 캠퍼스(University of California, San Francisco)는 다양한 보건의료 분야(의학, 간호학, 약학, 물리치료학, 치의학)의 학생을 대상으로 전문직 간 교육 프로그램을 운영하고 있는데, 이 프로그램은 팀워크에 대한 이해, 다른 보건의료전문직의 역할과 책임에 대한 이해, 의사소통, 갈등관리, 효과적인 팀 리더십 등으로 구성되어 있다(오혜진, 2019). 산코 등(Sanko et al., 2020)은 세계보건기구(WHO, 2010)에서 제시한 것처럼 둘 혹은 그 이상의 전문가들이 함께 배우고, 상대방으로부터 배우고, 서로에 대하여 배움으로써 보건의료인 간에 협력과 의료의 질 향상을 추구하는 과정이 전문직 간 교육이라고 하였다. 그러므로 간호학생도 팀원으로 일할 수 있도록 타 의료인으로부터, 타 의료인과 함께, 타 의료인에 대하여 배우는 전문직 간 교육이 타 의료인에 대한 기초적인 이해를 형성하고 미래에 팀원으로 일하는 데 성공적인 요소가 될 것이다.

활동 6.4

- 전문직간 팀 업무-자신에게 가장 흥미로운 분야를 중심으로-에서 간호사의 역할에 대해 간단히 문헌 검색을 해 본다.

패트릭 렌시오니(Patrick Lencioni, 2005)는 팀의 응집력 발휘에 문제를 일으키는 5가지 주요 장애요인으로 결과에 대한 부주의, 책임 회피, 헌신 부족, 갈등에 대한 두려움 및 신뢰 부재를 확인하였다.

병원조직과 지역사회조직의 팀 리더들은 직원의 신뢰와 참여의 지원 및 성과 관리에 중요한 역할을 한다. 헤이 그룹(Hey Group, 2012)은 관련된 사항들을 일관되게 관리하는 리더십 스타일인 경우에는 직원과 불편한 성과관리 문제를 회피하는 경향이 있다고 한다.

어떤 상황에서도 리더십은 복잡할 수 있다. 리더에게 인력관리는 어려운 문제나 갈등 상황을 다루어야 하므로 중요한 역할이다. 긍정적으로 팀과 협력하여 높은 성과를 내는 병동관리자의 행동은 다음과 같다.

- 기대하는 것을 명확히 하기
- 명확하고 도전적이지만 달성 가능한 목표 설정하기
- 피드백 및 성과 지원하기

- 필요한 규칙과 정책만 강조하고 관료주의 최소화하기
- 협력적인 환경 조성하기

이러한 리더십 특성은 효과적인 전문직 간 팀워크 및 팀 내에서 개인이 잠재력을 달성하도록 도울 수 있는 방법들이다. 팀 리더는 특정한 상황에서 팀원이 가진 기술을 발전시켜 전문직인으로 성장하고 있다고 느끼도록 하고 싶을 수도 있다. 여기에 열거된 기술은 간호학생을 포함하여 다양한 업무에 종사하는 사람들이 자신의 업무를 육성하고 시연할 수 있도록 하는 기술이다.

팀 업무에 대한 다른 장벽으로는 의사소통 부족, 역할과 전문직 자격에 대한 지식 부족, 팀 업무에 대한 이해 부족, 조직적 영역 간 정책 불일치, 계층 구조와의 충돌, 의사결정 및 책임감에 대한 불확실성, 전문직 용어의 불확실성, 관리 구조 및 함께 일하려는 의지 부족 등이 있을 수 있다. 활동 6.5는 간호학생의 전문직 개발영역을 확인하여 현재의 지식과 기술을 바탕으로 전문직 간 팀에서 긍정적이고 효과적으로 기여할 수 있도록 돕는다.

활동 6.5

- 현재 전문직 간 업무에 어떤 지식과 기술이 있는지 생각해 본다.
- 전문직 간 업무에서 간호학생으로서의 역할을 위해 어떤 지식과 기술을 개발해야 하는지 생각해 본다.
- 신규 간호사로서의 역할을 수행하기 위해 어떤 지식과 기술이 필요한지 생각해 본다.

이 장을 통해 전문직 간 실무를 이해하고 훌륭한 대인관계기술을 습득한다면 임상에서 만나는 많은 다른 전문직의 역할을 이해하고 협력할 수 있다. 먼저 잘할 수 있는 부분과 개발이 필요한 부분을 구별하여 발전시킨다면 현재뿐만 아니라 미래의 경력개발에 큰 영향을 미칠 것이다.

요약

- 효과적인 전문직 간, 통합적 및 협업적인 업무 접근법은 강화된 환자간호에 중요하다(예로, 피할 수 없는 입원을 예방하고 조기퇴원 촉진하기).
- 다른 팀과 마찬가지로 전문직 간 팀과 협력기관 간 팀은 효과적인 팀 리더십, 팀 개발 및 팀 검토가 필요하다. 이 리더십 업무가 수행되면, 환자 성과와 간호의 질이 향상될 것이다.
- 팀에서 예상되는 도전, 갈등 및 다양성은 팀 리더십이 통합될 때 나타나므로 피하기보다는 오히려 환영받아야 할 것이다.

FURTHER RESOURCES

- Taylor, R. and Brannan, J. (2014) 'Interprofessional practice'. In: Lishman, J., Yuill, C., Brannan, J. and Gibson, A. (eds), Social Work: An Introduction. London: Sage.
- A useful chapter written by a nurse (one of the editors of this book) and a social worker which provides an overview of the context and impact of inter-professional practice.
- As discussed, Scotland has led on the development of legislation for the integration of health and social care. This website is a good resource demonstrating how legislation is developed and subsequently enacted: www.gov.scot/Topics/Health/Policy/Adult-Health SocialCare-Integration.
- The King's Fund website has multiple resources on integrated health and social care. These are accessible, evidence-based and are updated regularly so that you can keep track of the current situation: www.kingsfund.org.uk/topics/integrated-care.

참고문헌

01 김건희, 황은희, 신수진(2017). 간호교육에서의 전문직 간 교육에 대한 현황과 발전방향(Current Status and Future Direction of Interprofessional Education in Nursing Education). 의학교육논단, 19(1), 18-24.

02 김소연(2017). 의과대학에서의 보건의료 전문직 간 교육에 대한 현황과 인식(Perceptions and Attitudes towards Interprofessional Education in Medical Schools). 의학교육논단, 19(1), 10-17.

03 세계보건기구(WHO)(2010). http://www.who.int/en/

04 오혜진(2019). 학부과정 환자안전교육에서의 전문직 간 교육 도입방안, 연세대학교 대학원 의료법윤리학 협동과정석사학위논문.

05 Borrill, C., Carletta, J., Carter, A., Dawson, J., Garrod, S., Rees, A., Richards, A., Shapiro, D. and West M. (2001). Team working and effectiveness in health care: findings from the Health Care Team Effectiveness Project. Aston: Aston Centre for Health Service Organization research, Aston University. Available at Sro. sus sex. ac.uk/54072/1/Andrea_FINAL_ACCEPTEDVERSION.pdf. Accessed 30/05/16.

06 Garner, C. (2011). 'A future where all nurses are leaders'. American Sentinel blog, 26 January 2011. [Online] Available at www. americansentinel.edu/ ?v=B&utm_expid=1046463-38. oWYf99mtTZat-3JVNJSejw.2. Accessed 14/02/16.

07 Ham, C. and Alderwisk, H. (2015). Place-based Systems of Care: A Way Forward for the NHS in England. London: The King's Fund.

08 Hasmiller, S. (2010). 'Nursing's role in healthcare reform'. American Nurse Today, 5(9): 68-9.

09 Hay Group (2012). Nurse Leadership: Being Nice Is Not Enough. London: Hay Group.

10 Holt, J., Coates, C., Cotterill, D., & Eastburn, S. (2010). Identifying common competences in health and social care: An exemple of multi-institutional and inter-professional working. Nurse Education Today, 30, 264-270. DOI:10.1016/j. nedt.200909006.

11 IHI (2013). The IHI Triple Aim Initiative. [Online] Available at www.ihi.org/engage/initiatives/tripleaim/Pages/default.aspx. Accessed 14/02/16.

12 Institute of Medicine (2015) Assessing Progress on the Institute of Medicine Report: The Future of Nursing. [Online] Available at http://iom.nationalacademies.org/Reports/2015/AssessingProgress-on-the-IOM-Report-The-Future-of-Nursing. aspx. Accessed 14/02/16.

13 Keshtkaran, Z., Sharif, F., & Rambod, M. (2014). Students' readiness for and perception of inter-professional learning: A cross-sectional study. Nurs Education Today, 34, 991-998. http://dx.doi.org/10.1016/j.nedt.2013.12.008

14 Lencioni, P. (2005). Overcoming the Five Dysfunctions of a Team: A Filed Guide for Leaders, Managers and Facilitators. San Francisco, CA: Josey Bass.

15 Mitchell, G.J., Cross, N., Wilson, M., Biernacki, S., Wong, W., Adib, B. & Rush, D. (2013) 'Complexity and health coaching: synergies in nursing'. Nursing Research and Practice Annual, 2013 (Article ID 238620): 1 - 7.

16 Nancarrow, S., Enderby, P., Ariss, S., Smith, T., Booth, A., Campbell, M., Cantrell, A. & Parker, S. (2012). The Impact of Enhancing the Effectiveness of Interdisciplinary Working(Executive Summary). National Institute for Health Research Service Delivery

and Organization Programme. [Online] Available at www.nets.nihr.ac.uk /_data/assets/ pdf_file/0009/85095/ES-08-1819-214.pdf. Accessed 14/02/16.

17 Naylor, C., Alderwick, H. & Honeyman, M. (2015). Acute Hospitals and Integrated Care. London: King's Fund. [Online] Available at www.kingsfund.org.uk/sites/files/kf/field/field_publication_file/acute-hospitals-and-integrated-care-march-2015.pdf. Accessed 14/02/16.

18 Petty, G., Dolansky, M., & Luebbers, E. (2016). Practicing Interprofessional Teamwork Among Nursing and Medica Students. J Nurs Care, 5:330. DOI:10.4172/2167-1168.1000330.

19 Sanko, J., McKay, M., Shekhter, I., Motola, I., & Birnbach, D. (2020). What participants learn, with, from and about each other during inter-professional education encounters: A qualitative analysis. Nurse Education Yoday 88. https://doi.org/10.1016/j.nedt.2020.104386

20 Scottish Government. (2015). National Health and Wellbeing Outcomes: A Framework for Improving the Planning and Delivery of Health and Social Care Services. [Online] Available at www.gov.scot/Resource/0047/00470219.pdf. Accessed 14/02/16.

21 Taylor, R. & Brannan, J. (2014) 'Interprofessional practice'. In: Lishman, J., Yuill, C., Brannan, J. and Gibson, A. (eds), Social Work: An Introduction. London: Sage.

22 West, M., Eckert, R., Steward, K., and Passmore, B. (2014). Developing Collective Leadership for Healthcare. London: King's Fund. [Online] Available at www.kingsfund.org.uk/sites/files/kf/field/field_publication_file/developing-collective-leadership-kingsfund-may14.pdf. Accessed 14/02/16.

7장

대중과 간호리더십

학습목표

1. 서비스 이용자와 관련된 간호리더십의 역할을 이해한다.
2. 환자와 대중의 참여(Patient and Public Involvement, PPI) 정책의 기원을 안다.
3. 간호리더십에서 환자와 대중의 참여를 지원하는 다양한 방법을 설명하고, 간호학생으로서 이를 어떻게 구현할 수 있는지 이해한다.
4. 환자와 대중의 참여에 대한 증거와 결과에 미치는 영향을 평가한다

주요개념

- 환자와 대중의 참여, 문화, 파워, 협업

용어정의

- 환자와 대중의 참여(patient and public involvement, PPI): 의료서비스 제공자가 일반 시민 및 환자와 협력하여 인간중심 진료의 제공과 같은 복잡한 조직목표를 해결하는 과정
- 문화(culture): 사회를 구성하는 모든 사람이 공유하고 있는 가치관이나 신념, 이념과 관습, 규범과 전통을 포함한 거시적이고 종합적 개념
- 파워(power): 상대방의 의지와는 상관없이 자신의 의지를 관철시킬 수 있는 잠재적-실재적인 힘 또는 능력
- 협업(collaboration): 조직의 목표달성을 위하여 서로 돕고 힘을 합하여 함께 노력하는 것으로, 동일한 목표를 위해 요구되는 업무를 각 서비스 제공자가 함께 수행해나가는 과정

서론

이 장에서는 연령, 성별, 민족, 종교 등 모든 서비스 이용자의 관점에서 간호리더십을 탐구하며, 여기에는 더 넓은 가족, 보호자 및 구성원이 포함된다. 이를 통해 간호에 대해 환자와 대중의 참여가 간호리더십에 미치는 영향뿐만 아니라 질, 안전 및 건강 결과에 어떻게 긍정적인 영향을 미칠 수 있는지를 검토한다. 이 장은 환자와 대중의 참여(patient and public involvement, PPI, 이하 PPI로 기술) 정책의 기원에 대한 정의와 논의, PPI에 영향을 미치는 조직적 역학 분석, 그리고 실무를 변화시킬 수 있는 전략과 기법을 다룬다. 문헌과 정책에서 사용하는 용어가 다르다는 점에 유의해야 한다. 이 장의 목적을 위해 (예를 들어 'Patient and Public Engagement' 또는 'Service User Involvement'가 아닌) '환자와 대중의 참여(patient and public involvement, PPI)'라는 용어를 사용할 것이다.

지난 20년 동안 영국에서 공공 부문 서비스를 이용하는 사람들이 지닌 모든 공공 부문 서비스의 책임 수준에 대한 기대가 크게 변화했다. 보건, 사회적 돌봄, 교육 또는 복지 분야에서 대중은 그러한 서비스가 어떻게 설계되고 제공될지에 대해 더 큰 발언권을 원한다. 이러한 정책 변화는 두 가지 주요 동인, 즉 더 큰 '민주화'의 필요성과 세금이 어떻게 사용되는지에 대한 투명성의 필요성과 서비스 질을 높이기 위한 경쟁과 선택을 증가시키려는 시도에서 비롯된다. 그러한 정책의 결과로, 디자인, 전달 및 서비스 평가 과정에서 PPI는 이제 공공 부문 리더의 일상적인 역할이 되었다. 간호사는 환자와 대중의 목소리가 의사결정의 핵심이라는 점을 더 잘 알고 있어야 한다.

리더십의 기술은 PPI에 매우 중요하며, 이 장에서는 또한 리더십 실패의 심각한 결과와 서비스 질과 안전에 책임이 있는 사람들에게 진정한 PPI가 어떻게 중요한 바로미터(barometers) 역할을 할 수 있는지를 검토한다. 간호학생으로서 임상실습을 할 때 매일 환자, 대중과 접촉할 것이다. 이 장에서 다루는 문제 중 일부는 친숙할 수도 있지만, PPI가 개념화된 방식을 고려해서 서비스 제공을 강화하기 위한 리더십 기술을 개발할 수 있는 능력이 중요하다.

환자와 대중의 참여란 무엇인가?

보건의료에 대한 환자와 대중의 참여는 의료서비스 제공자가 일반 시민 및 환자와 협력하여 사람 중심 진료의 제공과 같은 복잡한 조직목표를 해결하는 과정이다(Patient and Public Involvement Solutions, 2012). 의사, 간호사, 행정가 등 '전문가'가 서비스 이용자에게 묻지 않고 서비스 제공의 형태를 결정하는 이전의 '하향적' 접근방식과는 대조적이다.

여러 상호의존적인 기관이 의료 제공에 참여하고 솔루션이 이해관계자(환자와 대중 포함)와 협력하여 다양한 요구에 대응하는 서비스를 제공해야 하는 매우 복잡한 현대에는 하향식 접근법이 더 이상 적절하지 않다. 사례 7.1은 이러한 요점을 설명한다.

사례연구 7.1

- 로잘린드 조웨트(Rosalynd Jowett) 교수는 잉글랜드 지역 환자협회의 이사회 회원이다. 그녀는 의료서비스를 이용하는 많은 사람들로부터 피드백을 받는다. 심지어 2015년에도 NHS는 여전히 PPI와 씨름하고 있고, 환자의 목소리는 종종 들리지 않고 있으며, 환자들은 자신의 치료에 참여자로 역할을 하지 않고, 그들의 불평은 때때로 무시된다고 덧붙였다. 그녀는 간호리더가 환자의 관점을 충분히 인식하기 위해서는 평범한 일상생활에서 벗어나 환자의 관점에서 사물을 보기 위해 일상적인 실무를 떠나 생각할 필요가 있다고 주장한다.

활동 7.1

- 환자와 대중의 참여를 구성하는 주요 영역을 나열해 본다. 이것이 실제로 일어나는 것을 본 적이 있는가? 간호학생으로서 자신이 가장 잘 기여할 수 있는 분야는 무엇인가?

PPI의 영향이나 성과에 관한 중요한 연구는 다소 제한적이고 최종적 결론도 나지 않았지만, 수많은 코크란(Cochrane) 및 체계적 문헌고찰(Stringer et al., 2008; Wetchels et al., 2007; Lloyd, 2010; Tadd et al., 2011; Edwards et al., 2013)은 다음과 같은 증거를 보여준다.

- 환자 만족도 향상
- 질 높은 간호
- 향상된 치료규정 준수
- 환자와 보호자를 위한 더 안전한 환경
- 더 나은 건강 결과
- 향상된 정보에 근거한 선택

환자와 대중의 참여: 간략한 정책 개요

PPI로부터 배우고 이 분야와 관련된 학습과 발전을 촉진하기 위해서는 우선 정책 맥락을 이해해야 한다(정책 맥락은 제9장 참조). 지난 10여 년 동안, 환자와 대중의 참여는 영국 전역에 걸쳐 의료정책의 중요점이 되었다. 국민건강보험계획(Department of Health, 2000)에서 개별 환자의 요구와 선호도를 중심으로 한 서비스의 형성에 대해 개략적으로 설명했다. 이는 2007년 '세계 수준의 커미셔닝'이 서비스 커미셔닝에 PPI를 포함하려 하는 시도로 이어졌다. 다음 단계의 검토(Next Stage Review)(Department of Health, 2008)는 NHS가 환자에게 더 나은 정보를 제공하고 더 큰 참여기회를 제공해야 하며, 이것이 성공의 핵심척도가 되어야 한다고 제안했다. 2009년에 중요한 진전을 이룬 것은 서비스 이용자에 대한 몇 가지 중요한 권리, 특히 환자 자신의 관리 및 지역 서비스에 영향을 미칠 권리를 포함한 NHS 헌장(Department of Health, 2009; NHS Choices, 2014a)의 발표였다. 이 문서에는 환자 또는 일반 시민의 권리를 다음과 같이 명시했다.

> 이용자는 직접 또는 대리인을 통해 NHS 기관이 의뢰한 의료서비스 계획, 서비스 제공방식 변경에 대한 제안의 개발과 고려, 그리고 이러한 서비스의 운영에 영향을 미치는 의사결정에 참여할 권리가 있다.

영국의 다른 대표적 세 지역에서는 서비스 이용자에 대한 '헌법적' 권리를 구별하여 발표했다(NHS 웨일스, 2015; NHS 북아일랜드, 2011; 환자 권리(스코틀랜드) 청구서, 2011).

2010년 영국 연합정부의 건강백서 '형평성과 우수성: NHS의 자유화'(Department of Health, 2010: 2013)는 세계적인 의료의 주요 목표를 다음과 같이 명시했다.

> 환자를 전적으로 자신의 치료에 참여시키고, 임상 의사에 의해서가 아니라 임상 의사와 협력하여 의사결정을 함으로써만 실현될 수 있다.

NHS의 자유화는 중앙(기관)에서 일반 의사와 환자(지역적)로의 권한 이전을 목표로 하고 있으며, 정상적인 실무가 되기 위해 공동의 의사결정을 요구했다.

물론 의사결정을 함께하는 것은 환자와 대중이 그들의 의사결정의 기초가 되는 정보에 접근할 수 있어야 현실적으로 이루어질 수 있고, 그래서 NHS는 그러한 과정을 지원하기 위해 '선택 틀(Choice Framework)'을 설립했다. NHS 선택(2014b)은 사람들에게 서비스, 조건, 치료, 연구에 대한 엄청난 양의 정보를 제공하였으며, 이는 일반 시민에 대한 권한 부여 및 통제와 선택 제공을 추구하고 있다.

영국 전역의 PPI의 목적은 다음과 같이 요약할 수 있다.

- 환자, 보호자 및 대중에게 서비스 제공에 영향을 미칠 기회 제공
- 의료전문가가 환자의 견해를 적극적으로 듣고 대응하는 문화 창조
- 환자의 의료경험 및 의료전문가와의 관계 개선
- 핵심원칙은 잉글랜드, 웨일스, 스코틀랜드 및 북아일랜드에서 공유
- 법안에 기록된 법률상의 의무 제공(British Association of Dermatologists, 2015)

간호학생으로서 PPI가 서비스를 구축하고 전달하는 방식에 긍정적인 영향을 미쳤음을 분명히 알 수 있는 실무의 예를 접했을 것이다. 마찬가지로, 이런 경우가 아닌 것 같은 상황에 직면했을 수도 있다. 다음 절에서는 임상실무의 조직과 문화가 PPI 이니셔티브의 성공 또는 성공이 아닌 측면에 어떻게 영향을 미칠 수 있는지 살펴본다.

환자와 대중이 참여하도록 하기: 새로운 스타일의 리더십을 위한 필요성

NHS의 리더십과 경영에 대한 핵심 조사는 2011년 킹 펀드에 의해 이루어졌다. "더 이상 영웅은 없다(No More Heroes)"라는 부제로 발행된 이 보고서는 리더십의 우수성과 리더십이 환자치료 개선에 중대한 영향을 미친다고 주장했다. 한 명의 영웅적 개인에 초점을 맞춘 것이 아니라 새로운 스타일의 공유와 분산된 리더십이 필요하다는 것이 주요 결론이었다.

저자들은 현대 리더들이 다른 사람들을 통해 일하도록 요구되며, 그들의 성공열쇠는 '팔로워'에게 동기를 부여하고, 열광시키고, 참여시키는 능력이라고 주장한다. 중요한 것은 개별 리더가 미래의 성공적인 의료시스템에 필요할 체계적이고 혁신적인 변화를 일으키기 위해 환자, 대중과 같은 이해관계자를 참여시키면서 서로 다른 조직에서 일할 수 있어야 한다는 것이다. "더 이상 영웅은 없다(No More Heroes)"에 이어 킹 펀드(2012)는 NHS의 참여와 개선을 위한 리더십에 관한 추가 보고서를 발표했다. 참여는 NHS 내의 경험을 변화시키므로 환자와 직원 모두에게 중요하다는 것은 명백하다. 의미 있게 관여한 사람들은 존경받고, 주변의 이야기를 듣고, 힘을 부여받으며, 따라서 결정에 영향을

미치고 결과적으로 의료적 치료를 개선할 수 있다고 느낀다.

문화와 파워

문화와 파워의 개념은 다른 장에서 논의되었다. 여기서는 이러한 개념이 PPI를 어떻게 촉진하거나 억제하는지를 고려할 필요가 있다. 그렇게 하지 않으면 PPI는 틀림없이 중요하지 않은 활동으로 남을 것이다.

문화는 조직과 팀에 강력한 영향을 미치며, 그 조직 내에서 일하는 사람들의 행동과 활동에 나타난다(Mullins, 2005). 어떤 문화는 너무 강해서 예상 행동강령을 따르지 않는 사람을 '외부인' 또는 '비정상인'으로 간주하여 제외하기도 한다. 이러한 현상은 문화가 긍정적인 것으로 여겨질 때는 긍정적인 행동 변화를 일으킬 수 있지만, 지배적인 문화가 부정적이거나 변화에 저항할 때는 좋지 않다. 어떤 문화가 긍정적인지 아닌지를 나타내는 '바로미터(barometers)'로는 학습에 대한 접근법(학습 환경), 직장동료, 환자 및 다른 사람들과 상호작용하는 방식, 그리고 임상 영역의 무형의 '감정' 등이 있다. 이 모든 것이 PPI에 중요하다. 이러한 영역에서 긍정적인 실무에 참여하는 임상 영역은 PPI를 의미 있는 방식으로 자신의 실무에 옮길 가능성이 더 크다.

활동 7.2

임상실습 중 아마도 무의식적으로 지배적인 문화를 느꼈을 것이다. 임상현장에서 일하는 전문가가 어떻게 행동하는지, 그들이 서로 어떻게 말하는지, 그들이 환자와 어떻게 소통하는지, 그리고 가시적인 리더를 관찰해 본다.

- 그 병동이 학습에 대해 긍정적이었는가?
- 배려와 동정심을 느끼는 환경이었는가?
- 사람들이 간호학생을 위해 시간을 내주었는가?
- 사람들이 서로 존중하고 있었는가?
- 명확한 리더십이 있었는가?

잠시 시간을 내어 이 질문들에 대한 답을 생각해 본다. 이렇게 내린 결론은 특정한 환경 문화에 대한 지표가 될 것이다.

팀 내에서 일하는 사람은 누구나 문화를 형성한다. 문화는 직원들이 소통하는 가치와 드러난 태도, 믿음, 정서를 포함한 모든 범위의 요인에 의해 영향을 받는다. 리더십이 중요한 이유는 좋은 리더십이 기대를 만들고 행동을 본보기로 하며 '원하는' 문화를 촉진하기 때문이다. 많은 경영이론가가 문화에 관해 저술했는데, 그중 가장 유명한 사람은 성공에 문화가 중요하다라고 말한 피터 드러커(Peter Drucker)일 것이다. 드러커(1999)는 리더는 팀을 위한 많은 계획과 목표를 세울 수 있지만, 그들이 원하는 문화를 동시에 관리하고 촉진하지 않는 한 그 계획은 달성하는 데 더 오래 걸리거나 최악의 경우 실패할 수 있다고 주장했다. 분명히 리더는 혼자 할 수 없지만, 'No More Heroes'에서 논의된 것처럼 문화를 형성하기 위해 팀들과 협력해야 한다.

문화의 개념과 연계된 것은 파워의 문제다. 간호와 리더십의 맥락에서 파워는 다른 사람들의 행동을 지시하거나 영향을 미치거나 사건의 진행에 영향을 줄 수 있는 능력이다. 간호학생으로서, 지식 있는 의료전문가로서, 그 생각이 좋든 싫든 간에 환자에 대한 힘을 가지고 있다. 이러한 '파워'는 선을 위한 도구(정보를 주고 지지하고 안내하는 등)로 사용되거나, 또는 지배하고, 훼손하고, 어린아이처럼 취급함으로써 잘못 사용될 수 있다. 심지어 '내 환자'라는 용어와 같은 언어의 사용도 통제할 수 있다. 불행히도 의학용어는 사람들을 무력하게 하고 의존성을 유발할 수 있는 권위주의에 의해 지속된다.

활동 7.3

- 가장 최근의 임상실습에서, 환자, 가족, 팀 동료들을 지칭하기 위해 의료팀이 일반적으로 사용한 언어는 무엇이었는가? 그 언어는 전문적이고 예의가 바랐는가? 아니면 불편하게 느껴졌는가? 구체적으로 토론해 본다.

PPI에 참여하기 위해 선택한 행동과 언어는 가치와 기대를 전달하기 때문에 매우 중요하다. 자신과 관련 있는 사람들을 '동등한 파트너'로 보는지 아니면 '보조자'로 보는지 고려할 필요가 있다. 만약 전자라면, 참여 노력은 진실하고 가치 있는 것으로 보일 것이다. 만약 후자라면, 공동의 의사결정을 추구하는 것처럼 보일 수 있지만, 결정의 통제와 힘은 전문가인 의료인에게 남을 것이기 때문에 PPI가 진정성이 없는 것으로 보이고 '체면주의'에 대한 비난을 초래할 것이다.

여기서 간호리더를 위한 기본원칙은 PPI가 효과적이려면 먼저 PPI에 대한 자신의 태도를 설명하고, 두 번째로는 서비스 제공에 긍정적인 영향을 미치는 환자와 대중의 참여가 얼마나 의미 있는지를 탐구해야 한다는 것이다. 만약 그러한 생각이 임상상황에서 간호리더십에 적용된다면, 가능한 한 안전한 곳이라면, 공동 의사결정을 향한 권위적인 태도에서 벗어나야 한다. 즉, 그 목적은 파워를 공유하는 것이다. 간호리더(그리고 이미 간호학생은 리더이다)는 실무에서 좋은 모델이 되고 기대를 설정하며, 원하는 문화에 효과적

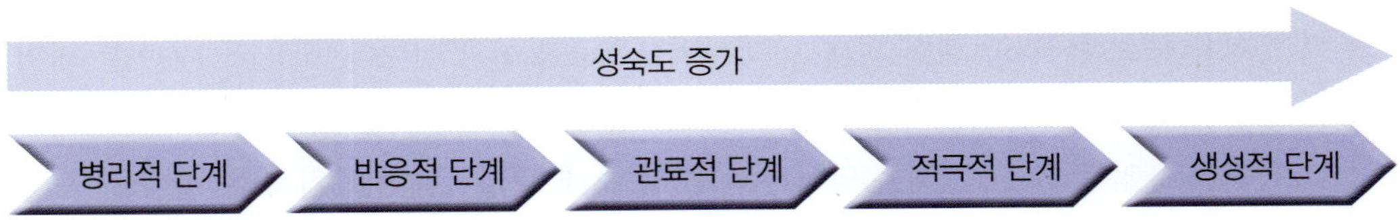

병리적 단계 - PPI에 시간을 낭비할 필요가 있는 이유는 무엇인가?
반응적 단계 - PPI를 취하여 필요할 때 무언가를 한다.
관료적 단계 - PPI를 위한 시스템이 준비되어 있다.
적극적 단계 - PPI가 개선될 방법에 대해 항상 주의/생각하고 있다.
생성적 단계 - PPI는 우리가 하는 모든 일에 필수적인 부분이다.

그림 7.1 조직 성숙도의 연속적 발전 단계(맨체스터 환자안전 프레임워크, 2006년 채택)

인 PPI를 위해 영향을 주고, 공유된 의사결정에 영향을 줄 이상적인 위치에 있다.

PPI는 환자와 대중이 조직의 사명과 목적에 중심이 되도록 하는 확실한 수단이다. 이러한 조직 내의 개인과 조직은 환자 경험에 초점을 맞추고 환자와 대중이 참여하는 모든 수준의 구조, 프로세스 및 상호작용을 제공하여 투명성을 높이고, 프란시스(Francis) 보고서(2013)(Tee, 2012)에 기술된 사건에서 발생한 공공 신뢰의 위기를 해결할 수 있는 문화를 만들어야 한다. 이러한 문제를 탐구하는 데 유용한 틀은 맨체스터 환자안전 프레임워크(2006)의 적용이다(그림 7.1 참조). 이 프레임워크는 의료전문가들이 환자가 주로 무시되거나 불편하다고 여겨지는 (병리적) 손상에서 환자와 대중을 리더십 팀에 중요한 기여자로 간주하는 문화로 변화하기 위해 임상환경의 문화를 비판적으로 검토하는 데 사용될 수 있다. 그림 7.1의 모델에서 예시를 통해 조직문화는 '반응적', '관료적', '적극적'의 세 가지 추가 개발 단계를 통해 병리적 단계에서 생성적 단계로 성숙도를 증가시키기 위해 연속적으로 이동할 수 있다. 처음에는 환자 안전에 초점을 두고 개발되었지만, PPI 문화를 개발하는 데에도 유사한 원칙이 적용된다.

이 단계를 따라 변화하기 위해서 리더는 자신의 팀과 협력하고 문화를 형성하는 데 도움이 필요하다. 리더는 환자경험이 중요하다는 공통의 가치와 기대를 설정하고 팀원들 내에서 문제 있는 태도와 가정을 해결해야 한다. 임상현장이 성숙해지고 조직이 PPI에 대한 새로운 접근법을 시범적으로 학습한다면 조직은 성숙도를 증가시키는 방향으로 나아갈 것이다.

성숙하고 생성적 PPI 문화 이끌어 가기

간호리더들이 문화적 문제를 다루기 시작하도록 돕기 위해, 2011년 럭스포드(Luxford)

와 동료들은 병원 직원과 환자, 일차 의료환경 및 지역사회기반 조직을 면담하여 수집된 많은 사례와 자료를 연구하여 질 높은 환자 중심의 서비스를 전달하는 데 필수적인 요소들을 제시했다. 그 요소는 다음과 같다.

① PPI와 환자 중심 치료원칙에 대한 강력하고 헌신적인 고위층 리더 – 몇 명의 챔피언에게만 맡기지 않아야 한다.

② PPI와 개인 중심주의에 대한 신념을 가지고 명확한 전략적 비전과 일관성 있는 의사소통

③ 의사결정 과정에 환자, 환자 가족 및 더 넓은 대중의 실질적이고 진실한 참여

④ 직원 만족에 초점을 맞추는 것 – 불행하고 불만스러운 직원들은 관여하고 싶은 마음이 덜 생기기 때문에 직원의 만족은 중요하다. 만약 직원의 욕구가 충족되지 않는다면 직원은 다른 사람들의 요구를 충족시킬 가능성이 낮다.

⑤ 보고되고 작동하는 측정과 피드백을 강하게 강조함으로써 리더가 자신의 임상환경에서 어떤 일이 일어나고 있는지를 완전히 인지할 수 있도록 한다.

⑥ 간호전달을 위한 자원 – 리더는 환자 중심 간호를 제공하는 데 필요한 자원을 우선시하여야 한다.

⑦ 환자 중심 간호를 지원할 수 있는 직원 역량 구축 – 직원은 PPI를 개발하고 이해할 기회가 필요하다. 지속적인 전문직 개발(Continuing Professional Development, CPD)과 직원 교육이 필수요소다.

⑧ 책임감과 인센티브 – 직원들은 그들의 결정에 대한 책임을 지며, 혁신과 질 높은 실무에 대한 보상을 받아야 한다.

⑨ 변화와 학습을 지지하는 문화 – 경험으로부터 배울 기회를 취한다는 점에서 '즉각적' 문화의 개념으로 연결된다.

활동 7.4

위의 목록은 어려워 보일 수 있고, 간호학생에게는 적절하지 않아 보일 수도 있으나 간호학생으로서 실습과 관련이 있다는 것을 인정하기 위해 다음과 같이 노력해 본다.

- 하나 이상의 요인을 확인하고 실제로 그러한 접근법이 발생하는 것을 보았을 때를 기록한다. 그 영향은 무엇이었는가?
- 이제 요인 중 하나를 선택하여 이를 실무에서 실천할 방법을 토론해 본다.

변화의 시간

이러한 문제를 더욱 잘 설명하고 확대하기 위해 보건서비스 이용자와 직원이 참여하는 협동 조사(Tee et al., 2007)의 결과는 환자와 대중 지향 서비스의 긍정적인 특성을 확인했다. 이는 '변화의 시간' 모델에서 착안하였는데, 바람직한 문화를 만들기 위해 리더가 다루어야 할 12가지 필수 측면을 상세히 기술한다.

그림 7.2는 아래에 자세히 설명된 '변화의 시간' 모델의 12가지 핵심요소를 보여준다.

① 행동을 안내하는 가치 – 의사결정에 대한 참여를 뒷받침하는 행동의 원칙이나 표준

② 가치 있는 경험 – 서비스 이용자 자신의 건강에 대한 전문지식의 가치와 인식, 그리고 간호사의 의사결정에 대한 이용자 주도의 연구로부터 도출된 지식의 통합

③ 공유된 파워 – 간호사와 다른 의료전문가들이 전문용어의 사용 또는 참여를 배제하거나 방지하는 제도적 절차를 통해 환자를 무력화하는 관행의 측면을 경계하는 방식

④ 의사결정 시 협력 – 진료 전반에 걸쳐 함께 일하는 사람들의 인본주의적 속성 강조. 이는 대상자가 주도하는 돌봄 프레임워크 내에서 더 큰 선택을 촉진한다.

⑤ 잠재력 실현하기 – 사람들의 의사결정을 지원하는 데 있어서 자신감과 개인적 책임을 개발할 수 있게 하는 희망과 긍정적인 위험 감수성을 도모할 필요성을 의미한다.

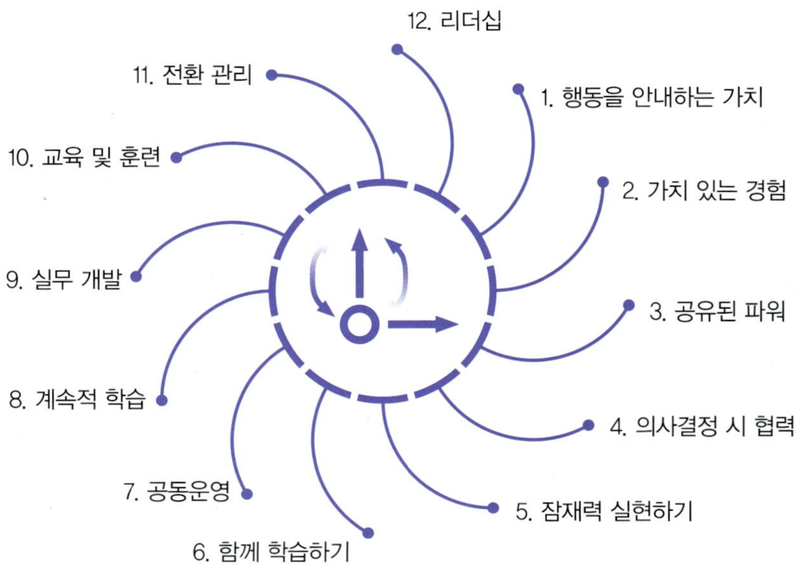

그림 7.2 변화의 시간 – 참여 모델(Tee at al., 2007)

⑥ 함께 학습하기 – 모든 실무, 서비스 제공 또는 평가의 초기 계획 단계에서 서비스 이용자를 포함시킨다.

⑦ 공동운영 – 특히 환자/서비스 이용자'에게'가 아닌 환자/서비스 이용자와 '함께' 연구를 포함한 변화의 능동적 주체로서 전 과정에 참여한 경험을 반영한다.

⑧ 계속적 학습 – 태도, 가치 및 행동을 탐구하기 위해 실무에 반영할 기회를 가지는 것이며, 환자와의 쌍방향적 경험 공유

⑨ 실무 개발 – 문화 변혁으로 이어지는 변화 과정 촉진. 환자/이용자 주도 모델을 수용하는 실무 개발 접근법을 채택함으로써 실무에서 변화를 자극하고 이해를 증진시키는 토론을 위한 기회를 창출한다.

⑩ 교육 및 훈련 – 서비스 이용자와 이용자 자신이 전문가적 보호자로 사는 삶에 대한 통찰력을 증진하기 위해 과정 설계에 PPI를 채택해야 한다. 환자와 대중의 참여는 이론과 현실 사이의 격차를 줄일 수 있다.

⑪ 전환 관리 – 참여의 가치와 철학을 강조하는 시스템을 가질 필요성과 함께, 끊임없이 유동적인 환경 내에서 서비스가 제공된다는 인식이다. 또한, 서비스 내에서 일하는 사람들이 항상 이러한 가치에 동의하지는 않지만, 이슈에 대한 지속적이고 능동적인 참여를 보장하기 위해 그들의 영향력을 최소화해야 한다는 것을 인정한다.

⑫ 리더십 – 효과적인 참여는 임상환경의 리더십과 관리에 달려 있다. 이는 제한적인 관료적 절차를 의미하는 것이 아니라, 참여문화를 촉진하고, 모델에 참여를 유도하며, 차이와 개성을 인식하기 위한 행동을 의미한다.

활동 7.5

- 간호사팀의 일원으로 간호학생의 책임 중 하나는 환자와 대중의 참여를 옹호하는 것이라고 상상해 본다. '변화의 시간' 모델의 활동목록을 보고 어떤 활동을 먼저 구현할지 결정해 본다. 선택한 활동과 그 이유는 무엇인가? 자신의 선택이 성공했는지 어떻게 알 수 있는가?

PPI를 현실로 만들기

킹 펀드(2013)는 환자 리더십에 대한 훌륭한 보고서에서 PPI를 끌어내는 데 있어 가장 중요한 요소는 개인 참여 수준임을 강조한다. 이것이 간호리더나 간호관리자가 환자의 눈을 통해 서비스의 경험을 확인할 수 있는 가장 효과적인 방법이다. 그렇게 함으로써 간

호리더는 적절한 역할 모델링을 통해 실무의 문화와 기대 모두 형성하는 것을 돕는다.

간호리더가 PPI에 개인적으로 참여함으로써 임상적 의사결정에 대한 힘의 공유를 가능하게 하고(Tee et al., 2007) 환자가 선택권을 행사하고 잠재적 선택의 유익성, 위험성 및 결과를 인식할 수 있는 공유된 대화를 촉진한다. 볼란데스(Volandes)와 동료들의 연구에서(2011) 대부분의 사람이 배경이나 교육 수준과 관계없이 의사결정에 참여하기를 원하고 의료진이 이를 실현하는 방법을 찾아야 한다는 것이 밝혀졌다.

환자와 대중의 불만사항에 대응하기 위한 보건 옴부즈맨(2015)의 최근 보고서를 살펴보면 상당수는 환자 및 가족과의 의사소통이 자주 실패한다. 이것이 시사하는 것은 PPI 전략이 실무를 향상시키고 미래에 그러한 사고를 피할 수 있다는 것이다.

활동 7.6

- PPI의 일부 지원 이론을 검토했으므로, 변화를 가져올 수 있다고 생각하는 활동이나 이니셔티브의 목록을 작성하고 PPI를 실무에 포함시켜 본다. 이 작업을 완료한 후에는 다음 임상실습에서 수행할 수 있는 활동 중 하나를 결정한다(또는 그림 7.3에서 확인된 영역 중 하나를 선택한다).

문화적 변화를 만들어 내는 입증된 방법의 실질적인 예를 제공하는 그림 7.3에서 확인된 이니셔티브의 일부 또는 전부를 생각해 보았을 것이다.

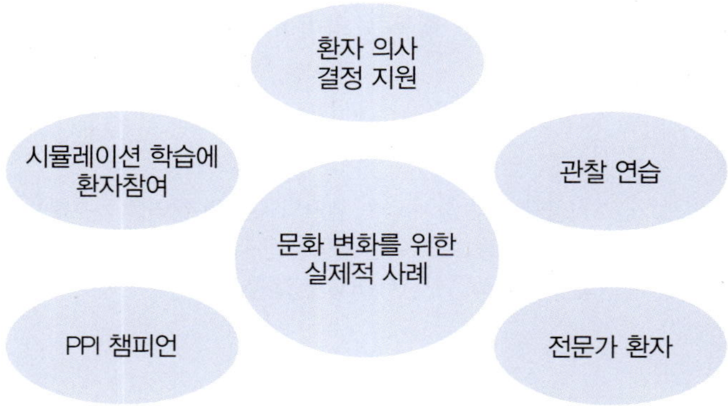

그림 7.3 문화변화를 위한 실제적 사례(Tee, 2012)

1) 파트너십으로 작용하기 – 환자 의사결정 지원(PDA)

공유된 의사결정이란 '나 없이 나에 대한 결정은 없다'는 뜻이다. 전형적으로 환자는 다양한 대안(고려할 옵션)에 직면하는 의사결정 교착점에 이르게 될 것이다. 그들은 이러한 선택들을 탐구하기 위해 도움이 필요할 수 있다. 이를 위한 한 가지 방법은 환자 의사결정 지원(Patient Decision Aids, PDA)을 사용하는 것이다. Total Health라고 부르는 조직은 BMJ 그룹이 발행한 PDA를 개발하기 위한 라이트케어(Rightcare, 2012)가 이끄는 공유 의사결정 프로그램에 참여하였다. NICE 임상지침과 임상 질 표준에 기초하여 40개 이상의 예가 있다.

이 PDA는 다양한 옵션을 제공하고 환자와 가족은 이를 이용하여 그 상태가 어떤지, 치료위험은 무엇이고 병원에서의 시간, 위험에 대한 효과, 수명연장에 대한 효과, 삶의 질에 대한 치료효과, 그리고 자신이 할 수 있는 것에 대한 효과를 고려할 수 있다. 이것이 의사결정의 갈림길에 직면한 사람들에게 매우 가치 있는 과정이라는 것이 연구를 통해 밝혀졌다. PDA는 환자 주도적이고 환자에게 힘을 실어 주기 때문에 서비스를 통해 시행될 때 개인 중심적인 돌봄을 크게 증가시킬 것이다.

2) 전문가 환자 주도권

현대에는 만성질환을 앓고 있는 사람이 점점 더 많아지고 있으며, 우리는 자기관리를 촉진할 방법을 찾아야 한다. 전문가 환자주도권(NHS Patient Initiative, 2014c)이란 환자가 전문가보다 자신의 상태를 더 잘 알고 있다는 관점에서 시작된다. 그러나 단순히 환자를 교육하는 것만 아니라 문제해결 기술과 자기효능감을 발전시키도록 돕고, 현실에서 마주칠지도 모르는 상황에 대해서 새로운 지식을 적용하도록 촉진하는 것이다.

연구를 통해 이 계획이 결과를 개선하고 비용을 절감한다는 것이 확인되었다. 연구는 또한 사람들에게 자신감이 더 생기고, 의사를 방문하는 횟수가 줄어들며, 전문가들과 더 잘 의사소통하고, 더 적은 휴가를 내며, 입원이 덜 필요하다는 것을 보여준다(Corrie and Finch, 2015).

3) 환자 리더십 회진 수행

PPI에 대한 그들의 헌신을 보여주고 그들 자신의 조직에서의 환자 경험을 이해하기를 원하는 간호리더는 환자와 직원으로부터 환자 경험에 대해 듣기 위해 정기적인 리더십 회진을 함으로써 목적을 달성할 수 있다.

특히 안전에 중점을 둔 보건의료개선연구원(the Institute for Healthcare Improvement)의 안전 회진(2000)을 기초로 하여 개방적 대화가 가능하며, 정직한 나눔과 학습의 적극적인 대화에 도달하는 것을 목적으로 한다. 이것은 모든 사람에게 경험으로부터의 '증거'가 유효한 피드백의 형태라는 것을 전달함으로써 좋은 실무를 모형화할 뿐만 아니라, 모든 사람이 좋은 실무와 관심 영역의 예를 공유하는 데 편안함을 느끼는 개방성과 투명성을 지향하는 문화에 영향을 미친다.

PPI의 시뮬레이션 학습

임페리얼 칼리지 런던대학의 로저 니본(Roger Kneebone) 교수가 이끄는 팀은 '리시프로컬 일루미네이션'(Reciprocal Illumination)이라는 프로그램을 개발했는데, 이 프로그램은 임상가의 전문적인 실습을 통해 전문지식을 가진 사람들(환자와 대중)과 함께 모이고 시뮬레이션 활동을 통해 참여하는 프로그램이다(Imperial College Centre for Engagement and Simulation Science, 2015).

환자와 직원들은 인지도를 높이고 직원과 경영진 모두에게 귀중한 교훈을 가르칠 수 있는 임상 이벤트를 생방송 또는 영상으로 재현한다. 하나의 실화를 말하거나 실제 또는 그럴듯한 사건을 함께 연계하여 가상의 복합체를 만들 수 있다. 경력 간호리더의 논평, 실제 사건에 관계된 사람들의 논평은 상호학습의 문화를 강화하는 강력한 결말이 될 수 있다. 성공을 위한 가장 좋은 방법은 의료진을 포함하여 한 사건에 관련된 모든 사람이 그 이야기를 함께하는 것이다. 간호학생은 아마 자신의 대학에서 그런 배움을 경험했을 것이다.

환자와 대중을 새로운 치료계획에 참여시키기

환자, 가족, 그리고 더 넓게 대중은 최고의 정보원이 된다. 환자와 가족들이 새로운 계획에 참여했을 때 가치를 느끼는 것은 물론, 그들의 질문과 논평은 개선이 필요한 곳을 알려 주기도 한다. 이러한 이벤트를 진행할 때는 환자와 그 가족의 관점을 진지하게 받아들이는 것이 중요하다.

PPI 챔피언 지명하기

환자와 대중의 참여에 대한 정보를 전달하는 것은 항상 관리자 혼자만 해서는 안 되는 중요한 책임이다. 이 역할을 일반 직원이 수행하는 것이 더 좋을 수 있다. 모든 부서 및 환자 간호 부서에 지정된 PPI 챔피언을 두는 것은 안전에 대한 조직의 헌신을 보여 주는 것이며, 다른 직원들은 정보를 공유하고 질문하는 것을 더 편안하게 느낄 수 있다. 챔피언은 적절하게 훈련되어야 하며 자원, 권한을 가져야 한다.

환자간호 경험의 관찰 수행

이것은 전적으로 부서를 통해 환자와 가족의 여정을 관찰하기 위한 시간을 따로 두는 것으로, 직원에게 필요한 연습이다. 그것은 새로운 직원에게 좋은 경험을 형성할 수 있을 뿐만 아니라, 모든 직원이 관찰을 통해 환자의 경험으로부터 배울 수 있는 메커니즘이 될 수 있다. 이 학습은 더 폭넓은 팀에게 개선 연습의 기초를 형성할 수 있다. 유용한 관찰연습 도구의 예는 보건의료개선연구원(2014)에서 확인할 수 있다.

공동 설계의 파트너인 환자: 서비스 개선 프로그램

공동 설계의 파트너로서 환자는 조직이 환자와 파트너로서 협력하여 서비스를 개선할 수 있도록 하는 The Point of Care Foundation(2015)의 계획이다. 이 계획은 직원이 환자 및 보호자와 협력할 수 있도록 기술을 사용하여, 숙련된 실무자의 훈련, 코칭과 관련된 몇 가지 프로그램을 제공한다.

앞서 말한 것처럼 PPI는 단순히 우연히 발생하는 것이 아니라 의료 분야의 리더와 관리자들이 옹호하고, 지원하고, 육성할 필요가 있다.

리더에게 있어 이것은 문화와 기대만큼 환자들이 발언할 수 있게 해 주는 시스템과 과정에 관한 것이다. 또한 리더가 어떻게 자신의 팀을 성장시키고 환자 중심의 치료와 환자를 의사결정의 중심에 두는 환경을 장려하는가에 관한 것이다. 의료 분야의 리더는 환자의 피드백에 대해 일상적으로 행동하고 환자의 이야기를 듣고, 환자가 그들의 요구가 우선되는 문화를 발전시키며, 자신의 팀 내에서 개방성과 정직을 촉진해야 하고, 조직의 모든 수준에서 환자 중심의 간호를 이해하고 있는지 확인해야 한다고 제안하는 킹 펀드(2013)의 간행물을 참고할 수 있다(Patient−Centred Leadership – Rediscovering Our Purpose). 우리가 이런 수준의 헌신을 해야만 PPI는 부수적인 활동이 아니라 보건서비스 제공의 중심이 될 것이다.

요약

이 장에서는 PPI에 대해 이해하고, 참여하며, 앞으로 이를 발전시켜 갈 간호 학생의 중요성을 강조하고자 했다. 몇 가지 핵심요점은 다음과 같다.

- 환자와 대중의 참여는 효과적인 보건의료 리더십의 중요한 요소이다.
- 효과적인 환자와 대중의 참여는 그 가치를 인식하는 문화를 만드는 것과 깊은 관련이 있다.
- 환자와 대중의 참여 정도는 환자 중심 간호의 중요한 지표가 될 수 있다.

FURTHER RESOURCES

- The 'Patients' Voices' website aims to put patients' experiences at the centre of healthcare. The website provides access to numerous learning resources including videos of patients talking about their experiences: www.patientvoices.org.uk
- The British Association of Dermatologists website is an excellent professional site offering access to a whole range of resources to support PPI: www.bad.org.uk/healthcare-professionals/clinical-services/patient-and-public-involvement
- Watch Brian and Ruth's interviews on the companion website at https://study.sagepub.com/taylor to find out more about their experiences of being nurse leaders.

참고문헌

01 김대란(1999). 간호사가 지각하는 간호조직문화와 조직몰입간의 관계분석. 간호행정학회지, 5(1). 5-22.

02 염영희 등(2020). (학습성과기반) 간호관리학 7판. 서울:수문사

03 장금성 등(2020). (최신) 간호관리학 5판. 서울:현문사

04 British Association of Dermatologists (2015). Public and Patient Information. [Online] Available at: www.bad.org.uk/healthcare-professionals/clinical-services/patient-and-publicinvolvement. Accessed 31/08/15.

05 Corrier, C. and Finch, A. (2015). Expert Patients. London: Reform Research Trust.

06 Department of Health (2000). The NHS Plan: A Plan for Investment, a Plan for Reform. [Online] Available at http://webarchive.nationalarchives.gov.uk/+/www.dh.gov.uk/en/publicationsandstatistics/publications/publicationspolicyandguidance/dh_4002960. Accessed 31/08/15.

07 Department of Health (2008). The Next Stage Review. London: Office of Public Sector Information.

08 Department of Health (2009). The NHS Constitution for England. London: DH. [Online] Available at https://www.gov.uk/government/publications/the-nhs-constitution-for-england. Accessed 27/05/16.

09 Department of Health (2010). Equity and Excellence: Liberating the NHS. London: Office of Public Sector Information.

10 Drucker, P. (1999). Management Challenges for the 21st Century. London: Elsevier.

11 Edwards, A. G. K., Naik, G., Ahmed, H., Elwyn, G. J., Pickles, T., Hood, K. and Playle, R. (2013). Personalised Risk Communication for Informed Decision Making about Taking Screening Tests. Cochrane Review.

12 Francis, R. (2013). The Mid Staffordshire Public Inquiry. [Online] Available at www.midstaffs publicinquiry.com. Accessed 31/08/15.

13 Health Ombudsman (2015). Health Reports 2014/15. [Online] Available at www.ombudsman. org.uk/reports-and-consultations/reports/health. Accessed 19/02/2016.

14 Imperial College Centre for Engagement and Simulation Science (2015) Reciprocal Illumination. [Online] Available at http://www3.imperial.ac.uk/newsandeventspggrp/imperialcollege/medicine/newssummary/news_20-2-2013-15-52-50. Accessed 31/08/15.

15 Institute for Healthcare Improvement (2000). Patient Safety Leadership WalkRounds. Cambridge: MA: Institute for Healthcare Improvement Idealized Design Group and Allan Frankel, MD.

16 Institute for Healthcare Improvement (2014). Patient Care Experience Observation Exercise. [Online] Available at www.ihi.org/resources/Pages/Tools/PatientCareExperienceObservationExercise. aspx. Accessed 31/08/15.

17 King's Fund (2011). The Future of leadership and Management in the NHS: No More Heroes. Report from The King's Fund Commission on Leadership and Management in the NHS. London: Kings Fund.

18 King's Fund (2012). Leadership and Engagement for Improvement in the NHS: Together We Can. Report from The King's Fund Leadership Review. London: King's Fund.

19 King's Fund (2013). Patient Centred Leadership:Rediscovering our purpose. London: King's Fund. Available at. www.kingsfund.org.uk/sites/files/kf/field/field_publication_file/patient-centredleadership-rediscovering-our-purpose-may13.pdf. Accessed 31/08/15.

20 Lloyd, M. (2010). 'Participation in practice: a review of service user involvement in mental health nursing'. Mental Health and Learning Disability Research and Practice,

7: 195.207.

21 Luxford, K., Gelb Safran, D., Delbanco, T. (2011). 'Promoting patient-centered care: a qualitative study of facilitators and barriers in healthcare organizations with a reputation for improving the patient experience'. International Journal for Quality in Health Care. [Online] Available at http://intqhc.oxfordjournals.org/content/23/5/510. Accessed 31/08/15.

22 Manchester Patient Safety Framework (MaPSaF) (2006). [Online] Available at www. nrls.npsa. nhs.uk/resources. Accessed 31/08/15.

23 Mullins, L. J. (2005). Management and Organisational Behaviour, 7th edition. London: Prentice Hall.

24 NHS Choices (2014a). NHS Constitution. [Online] Available at www.nhs.uk/choiceintheNHS/Rightsandpledges/NHSConstitution/Pages/Overview.aspx.Accessed 31/08/15.

25 NHS Choices (2014b). NHS Choices Framework [Online] Available at www.nhs.uk/Pages/HomePage.aspx. Accessed 31/08/15.

26 NHS Choices (2014c). Expert Patient Programme. [Online] Available at www.nhs.uk/NHSEngland/AboutNHSservices/doctors/Pages/expert-patients-programme.aspx. Accessed 31/08/15.

27 NHS Northern Ireland (2011). Personal and Public Involvement (PPI) Public Health Agency. [Online] Available at: http://www.publichealth.hscni.net/directorate-nursing-and-alliedhealth-professions/allied-health-professions-and-personal-and-publi-5. Accessed 07/06/16.

28 NHS Wales (2015). Patient Experience. [Online] Available at www.wales.nhs.uk/sites3/home.cfm?orgid=420. Accessed 31/08/15.

29 Patient and Public Involvement Solutions (2012). Putting People at the Heart of Public Services. [Online] Available at www.patientpublicinvolvement.com. Accessed 31/08/15.

30 Point of Care Foundation (2015). Patients as Partners in Co-design. [Online] Available at www. pointofcarefoundation.org.uk/What-We-Do. Accessed 31/08/15.

31 Rightcare (2012). Patient Decision Aids . NHS Shared Decision Making. [Online] Available at http://sdm.rightcare.nhs.uk. Accessed 31/08/15.

32 Scottish Government (2011). Patient Rights (Scotland) Act 2011. The Scottish Government. Available at www.gov.scot/Home#slide/1. Accessed 07/06/16.

33 Stringer, B., Van Meijel, B., De Vree, W. and Van Der Bijl, J. (2008). 'User involvement in mental health care: the role of nurses: a literature review'. Journal of Psychiatric

and Mental Health Nursing, 15: 678.83.

34 Tadd, W., Hillman, A., Calnan, S., Calnan, M., Bayer, T. and Read, S. (2011). 'Dignity in practice: an exploration of the care of older adults in acute NHS trusts'. NIHR Service Delivery and Organisation Programme. Project 08/1819/218. Southampton: NETSCC . SDO.

35 Tee S.R. (2012). 'Service user involvement . addressing the crisis in confidence in healthcare'. Editorial. Nurse Education Today. DOI: 10.1016/j.nedt.2011.12.002. [Online] Available at http://dx.doi.org/10.1016/j.nedt.2011.12.002. Accessed 31/08/15.

36 Tee, S., Lathlean, J., Herbert, L., Coldham, T., East, B. and Johnson, T-J. (2007). 'User participation in mental health nurse decision-making: a co-operative enquiry'. Journal of Advanced Nursing, 60(2): 135.45.

37 Volandes, A. E., Ferguson, L. A., Davis, A. D., Hull, N. C., Green, M. J., Chang, Y., Deep, K. and Paasche-Orlow, M. K. (2011). 'Assessing end-of-life preferences for advanced dementia in rural patients using an educational video: a randomized controlled trial'. Journal of Palliative Medicine, 14: 169-77.

38 Wetzels, R., Harmsen, M., Van Weel, C., Grol, R. and Wensing, M. (2007). 'Interventions for improving older patients' involvement in primary care episodes', Cochrane Database Syst Rev. 2007;(1): CD004273 [PubMed].

8장

글로벌 간호리더십

학습목표

1. 세계화 및 이주 문제가 환자, 간호사, 건강관리 요구 및 건강서비스에 미치는 영향을 설명한다.
2. 변화하는 질병 패턴이 간호지도자의 역할에 어떻게 전 세계적인 영향을 미칠 수 있는지 파악한다.
3. 다양한 의료서비스, 의료규정 및 의료교육 방식이 간호사의 이동에 어떤 영향을 미치는지 설명한다.
4. 전 세계 상황에서 임상지도자 및 경영진이 고려해야 할 문제를 확인한다.

주요개념

- 세계화, 문화적 역량, 이주, 규제, 국제보건

용어정의

- 세계화(globalisation): 사람과 국가가 점점 더 글로벌하게 연결되고 상호 의존하는 방식을 설명하는 과정. 이동의 장벽이 줄어들고 사람, 상품, 돈, 서비스 및 아이디어가 세계의 한 부분에서 다른 곳으로 이동하고 국가 경계를 넘어서면서 국제적으로 발생
- 난민(refugee): 인종, 종교, 국적, 특정 사회집단의 구성원, 정치적 견해 때문에 박해를 받을 것이라는 두려움으로 국적을 벗어나 그 나라의 보호를 받지 못하거나 나라의 보호를 꺼리는 사람
- 이주민(migrants): 경제적 이익과 같은 다른 이유로 국가를 떠나 삶을 개선하거나 다른 가족과 함께 살기로 선택한 사람
- 문화적 역량(cultural competence): 간호사가 자신과 다른 문화적 배경을 가진 대상자의 문화를 존중하고 대상자의 독특한 욕구를 이해하고 반응하는 능력

서론

여기서는 다른 나라와 문화를 이끌면서 일하는 것에 대한 도전, 호기심, 기쁨이 있을 수 있음을 제시한다. 많은 간호사가 이미 다른 나라로 이주하여 자격을 갖춘 간호조무사, 등록 간호사 및 기타 의료전문가들과 함께 일하고 있다. 또한 다른 나라에서 일생 또는 일정 기간을 보낸 환자, 가족 및 보호자를 만났을 수 있다. 외국 간호학생을 만나 보거나 간호사 면허 취득 후에 해외에서 일할 계획을 세우고 있는 사람을 만나 보았을 수도 있다. 이 장을 통해 사람들이 이동하는 이유, 어떤 건강문제가 발생하는지, 간호지도자에게 필요한 기술과 역량이 무엇인지 이해할 수 있다. 간호지도자는 환자의 새로운 이주를 위한 서비스를 계획할 수 있을 것이다.

최근 뉴스에서 아프리카나 중동에서 유럽으로, 멕시코에서 미국으로, 동남아시아에서 호주로 더 살기 좋은 곳을 찾는 사람들의 이주가 크게 증가하고 있다는 것이 보도되었다(BBC 뉴스 채널, nd). 사람들이 다른 나라로 이동할 때, 그들은 기존의 건강문제를 자신의 나라(country of origin, COA)에서부터 지니고 있다가 새로운 이동한 국가에서 직면하기도 한다. 2014년 세계는 에볼라 위기에 직면했으며 일부 간호사는 중앙아프리카에서 전문지식을 제공하기 위해 일했다. 그러나 유감스럽게도 몇 명은 에볼라에 걸려 귀국하였다. 스코틀랜드 간호사 폴린 캐퍼키(Pauline Cafferkey)는 그중 한 사람이었으며 당시 뉴스에 많이 보도되었다(예: www.scotsman.com/news/scots-ebola-nurse-pauline-cafferkeyis). 건강관리자든 건강관리를 받는 사람이든 사람들의 국가 간 이동은 글로벌 과정의 직접적인 결과이다.

이 책에서는 먼저 '글로벌'이라는 용어와 이동을 격려하거나 방해하는 요인을 검토하는 것으로 시작한다. 두 번째로 다문화사회에서 간호사 및 리더가 된다는 것이 무엇을 의미하는지 생각한다. 따라서 문화, 인구통계 및 공중보건의 최신 경향이 서비스 제공, 보건 및 관리에 대한 신념 및 간호리더의 역할에 어떤 영향을 미치는지 이해해야 한다.

간호학생은 간호리더가 된다. 그렇다고 모든 영역에 대해 학생이 반드시 책임을 지는 것은 아니다. 그러나 간호학생은 문제에 대한 지식이 필요하며, 자격을 갖춘 간호사로서 이러한 분야에 대한 책임을 곧 지니게 될 것이다.

마지막으로 간호인력이 이민을 가거나 이주할 때 발생하는 문제에 관해 설명한다. 국가마다 간호규정과 실무범위가 다르다. 여기서는 현재와 미래의 간호리더가 파악해야 하는 요점을 분석한다.

세계화

세계화(globalisation)는 사람과 국가가 점점 더 글로벌하게 연결되고 상호 의존하는 방식을 설명하는 과정이다. 이동의 장벽이 줄어들고 사람, 상품, 돈, 서비스 및 아이디어가 세계의 한 부분에서 다른 곳으로 이동하고 국가 경계를 넘어서면서 국제적으로 발생한다. 정보의 신속한 보급과 뉴스, 아이디어 및 데이터의 빠른 확산을 가능하게 하는 '실시간' 소통의 기술을 통해 세계화를 향상시킬 수 있다. 따라서 세계화는 경제활동, 정치, 사회 및 문화 발전 및 기술의 변화를 초래한다(WHO, 2015).

세계화는 사람들과 '사물'의 국가 간 움직임을 의미하기도 한다. 그림 8.1은 글로벌한 세계에서 간호와 간호관리에 영향을 미치는 몇 가지 요인을 요약한 것이다. 환경, 에너지 자원 및 기후, 법과 규정, 인력자원의 수와 간호기술, 정치, 사회, 종교 및 문화적 측면, 도덕 및 윤리적 현안, 통신속도, 경제, 보건의료시스템과 조직, 갈등, 재난, 복잡성 및 혼란, 과학과 기술발전, 대중의 기대, 그리고 인구통계학과 이민들이 그 요인들이다.

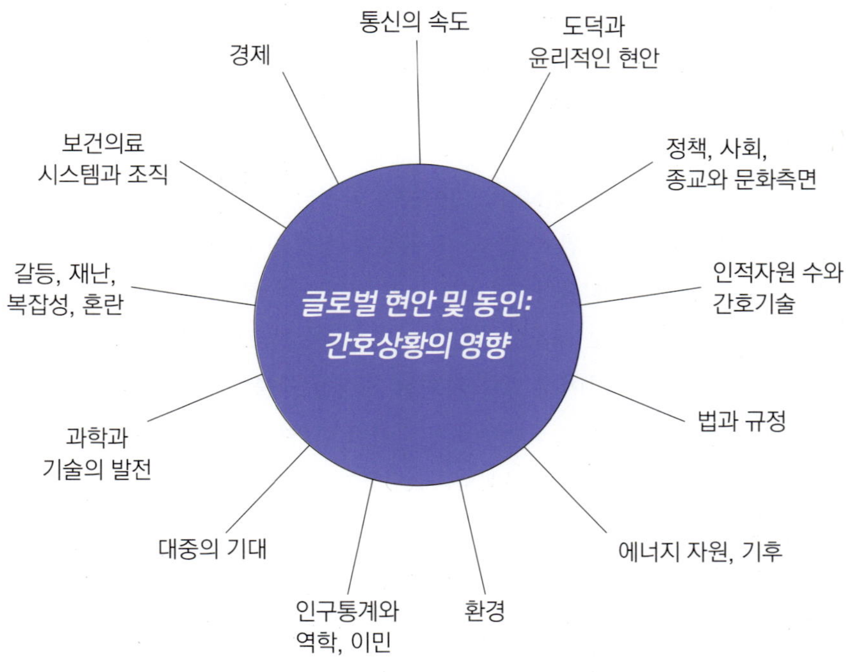

그림 8.1 간호와 건강관리에 영향을 미치는 글로벌 요인

그림 8.1에 제시된 많은 요인은 한 국가에서 다른 국가로 사람들이 이동하면서 '밀고 당기는 푸시와 풀(push and pull)'의 요인을 생성하기 위해 서로 상호작용한다(Kline, 2003). 전형적인 '푸시(push)'의 요인은 빈곤, 가뭄이나 홍수와 같은 자연재해, 전쟁, 갈등, 박해 및 인구 이동을 장려하는 정부 전략과 관련이 있다. '풀 (Pull)'의 요인은 열린 국경, 육체적으로 움직일 수 있는 능력, 경제적 또는 생활양식 보상, 구인과 같은 것들이다. 특히 사람들은 이동하는 국가의 의료서비스가 모국보다 접근이 쉽고 품질이 더 좋을 때 건강을 개선, 치료 또는 유지하기 위해 일시적(의료관광)으로 또는 영구적으로 이동할 수 있다. 국경을 넘어 어떻게 환자의 움직임이 공중보건 문제를 나타내는지에 대한 추가 정보는 WHO 웹사이트의 Helbe(2010)에서 확인할 수 있다.

활동 8.1

- 의료관광을 경험한 적이 있는가? 어떤 기분이었는가?
- 의료관광이 개인적(서비스 비용을 지불)으로 수행하거나 혹은 은밀하게(지불을 피하기 위해 의도적으로 국가에 와서 이를 신고하지 않는 경우) 수행된다면 어떤 문제가 있는지 생각해 본다.

때때로 어떤 사람은 고의적으로 영국에 와서 '응급상황'이라고 하면서 치료를 받지만 현지인은 자신의 차례를 '기다려야' 하는 것이 불공평하다고 말한다.

간호학생은 '무료로 서비스를 이용'할 수 있는 자격기준을 숙지하여 해당 행정직원에게 비용결제가 적정한지 통지할 수 있어야 한다. 누군가 치료가 필요하면 "옳고 그른 것"이 무엇이든 간에 간호조산위원회 규정(NMC, 2015)에 작성된 대로 공정하게 대우해야 한다.

간호지도자는 또한 간호사, 간호 및 환자 치료에 영향을 미칠 수 있는 보다 광범위한 정치적 주도권을 알고 있어야 한다. 의료제공 및 서비스는 국가 및 국제무역협정의 일부로도 제공된다. 대표적인 예로 대서양 횡단무역 및 투자 파트너십(TTIP)이 있다. 유럽연합(EU)과 미국(US)은 이들 사이에 보다 유연한 시장을 창출하기 위해 고안된 새로운 무역협상을 하고 있다. 2016년 EU 국민투표 결과가 TTIP에 어떤 영향을 미칠지는 불분명하다. 역사적으로 NHS(National Health Service, 국가보건의료서비스)는 이러한 계약에서 제외되었다. 협상이 대체로 비밀리에 이루어지면서 더 이상 협정에서 보건서비스를 제외하지 않을 것이라는 우려가 있다. 이는 NHS가 미국 민간사업에 개방될 수 있음을 의미한다. 자세한 정보는 로열간호대학(Royal College of Nursing) 국제 업무 웹페이지를 참조한다(www.rcn.org.uk/international).

보건의료에 영향을 미치는 글로벌 이슈와 변화가 실무에 미칠 수 있는 영향을 알고 있어야 한다.

활동 8.2

- 대서양 횡단무역 및 투자 파트너십(TTIP) 내에 의료서비스를 포함시키는 것에 대해 어떻게 생각하는가?
- 그 이유는 무엇인가?

현대 소통기술은 세계화에 영향을 미친다. 예를 들어, 원격 의료서비스를 이용하면 고객 또는 고객의 데이터에 접속할 수 있고 의료데이터를 다른 국가에서 분석할 수 있다. 이는 대체로 자원이나 전문가가 많은 영역에서 부족한 영역으로 발생한다. 원격 의료서비스를 활용하려면 국경을 넘을 수 있도록 기반시설이 갖춰져야 하며, 기술을 사용할 수 있어야 하고 개발국가를 위해 비용이 저렴해야 한다. 적절한 규정과 법적 틀도 마련되어 있어야 한다. 환자의 기밀성과 데이터 보안은 당면한 과제이다. 다국적 파트너십이 효과를 발휘하기 위해 살리바 등(Saliba et al., 2012)의 연구에서 강력한 리더십이 중요하다는 것을 발견했다. 국가 내 및 국가 간 비용 절감을 위한 자원 공유는 예측되었을 뿐 아니라(Robinson et al., 2003) 근래에도 발생하고 있다(예: 분쟁지역에서 군대가 사용하는 방사선 이미지 및 웹 기반 카메라의 전송). 또한 웹 기반 통신의 중요성이 높은 영역은 재난관리 분야이다. 예를 들어 '크라우드소싱(crowdsourcing)'을 사용하여 물자를 전달하는 방법을 찾을 수 있다. 크라우드소싱은 인터넷 기반 통신기술이고, 많은 사람의 재능과 자원에 접근하여 제한된 시간에 목표를 달성하는 데 사용된다. 사례 연구 8.1에서는 '빅 데이터'와 크라우드소싱이 재난상황에서 사용된 예를 제시한다.

사례연구 8.1 빅 데이터 - 네팔 지진

- 사우스엠톤(Southampton), 옥스퍼드(Oxford) 및 노팅햄(Nottingham) 대학의 연구원들은 2015년 네팔 지진 발생 시 '실시간' 정보를 제공하기 위해 구조대와 협력했다. 정교한 매핑기술을 사용하여 정수필터의 우선순위 영역을 확인했다. 크라우드소싱 기술을 통해 사람들의 이동과 정착한 지역을 계획할 수 있었으며, 이를 통해 지역 및 국제 원조기관이 자원을 구체적으로 지원할 수 있었다. (참조: www.orchid.ac.uk/presses/orchid-researchers-providenepal-earthquake-response.)

하이넨 등(Huynen et al., 2005)은 세계화가 건강에 미치는 영향의 예를 보여준다. 연구원들은 국민 건강과 세계화의 주요 결정요인 또는 특징을 파악하여 모델을 구축했다. 그들은 국민 건강이 일반적인 차원에서 제도적 틀과 공중보건의 경제적 · 사회적 · 문화적 · 환경적(생태적) 결정요인을 포함한 다양한 상호작용 요인에 의해 여러 수준에서 영향을 받았다고 결론지었다. 특히 세계화는 주로 인프라 또는 맥락 수준에서 작동하지만 건강에 미치는 영향은 기본 환경, 사회 및 지식의 라이프 스타일, 무역 메커니즘, 정책 및 서비스와 관련된 보다 실질적인 문제와 관련이 있다. 이는 간호사정에서 환자와 간호사가 한 국가에서 다른 국가로 이동할 때 이러한 실제 요인을 해결해야 함을 의미한다. 지식 기반을 다지고 있는 간호학생으로서 이런 상황에 있다면 간호에 긍정적인 영향을 줄 수 있기 때문에 면허를 받은 이후로 미루지 말고 지식을 지금 적절하게 사용해야 한다.

국제적 보건이슈

다양한 데이터 자료를 이용하면 전 세계 보건문제를 이해하는 데 도움이 된다. 세계보건기구(WHO) 연례 보고서를 살펴보면 일반적인 추세를 알 수 있다. 2014년 보고서에 따르면 전 세계적으로 홍역으로 인한 사망자가 2000년 이후 거의 80% 감소했지만 이때에는 임신과 출산으로 매일 약 800명의 여성이 사망하고, 아프리카에서 태어난 어린이는 EU에서 태어난 어린이보다 5세 전에 사망할 확률이 8배 더 높았다. 이 같은 보고서에 따르면 조기사망의 3가지 주요 원인은 허혈성 심장질환, 호흡기 감염 및 뇌졸중이다. 그러나 국가에 따라 차이가 있다. OECD(Organisation for Economic Co-Operation and Developmen tcountries, 경제협력개발기구, 2013) (OECD 개요는 정보 상자 8.1 참조)에 따르면 질병의 주요 원인 중 두 가지(허혈성 심장 질환 및 뇌졸중)가 WHO(2014) 보고서의 원인과 동일하다. 그러나 세 번째는 암이며, 자살도 중요한 사망원인이었다. 일부 질병(예: 뇌졸중)의 사망률은 다른 질병(예: 암)의 생존율이 높은 OECD 국가에서 감소하고 있다. 일부 국가에는 특정 건강 위험과 문제를 초래하는 문화적 관행이 있음을 인식해야 한다. 예를 들어 여성생식기 제거 및 정신건강 질병에 대한 신념이다.

대상자의 출신국과 관련된 특정 건강위험을 인식한다는 것은 간호사정을 할 때 위험률을 민감하게 인식하는 것을 의미한다. 경우에 따라 문화적으로 민감한 의사소통(여성생식기 제거 또는 정신질환이 의심되는 경우) 또는 특정 간호기술(요로카테터 삽입)에서 특정 교육 및 훈련이 필요할 수 있다. 전략적으로 지역 인구통계 및 인구통계에 대한 인식을 통해 이러한 건강문제를 가진 사람을 만날 확률을 고려해야 한다.

정보상자 8.1 *경제협력개발기구*

- 경제협력개발기구(OECD)는 제2차 세계대전 이후 국가 간 재건과 협력을 통해 평화를 증진하기 위해 설립되었으며, 34개 가입국으로 구성되었다. 목표는 더 강하고 공정한 세상을 만드는 것이다. OECD는 회원국 내 개발 및 활동을 모니터링하고, 데이터를 비교 및 대조하며, 회원국과 세계 경제의 경제성과를 개선하기 위한 권고안을 제시한다. 회원국은 대부분 선진국이지만 신흥국(인도 및 브라질)과 아프리카와 아시아의 개발도상국도 회원국이 될 수 있다.

다른 문화, 민족 및 국가의 사람들이 질병의 원인과 치료에 대해 비슷한 신념을 가지고 있는지의 여부를 확인하는 것은 중요하다. 인지행동요법(Cognitive Behavioral Therapy, CBT)을 대상자의 민족성, 문화 및 위치에 따라 적응이 필요한 정도를 조사하는 일련의 연구에 적용했을 때, 예를 들어 동료들과 작업할 때(Naeem et al., 2014) 문화적 적응이 필요했을 뿐만 아니라 파키스탄에 있는 환자와 보호자는 다양한 요인으로부터 도움을 구한다는 사실을 발견했다. 그들은 질병의 생물학적–정신적–영적–사회적 모델을 사용한다. 이를 설명하기 위해 내담자는 정신병의 원인을 '공중에 있는 것', '나의 뇌 속의 화학물질' 또는 마술에 기인한 것이라고 생각할 수 있다는 것이다. 이 예에서 다른 지역사회의 요구를 이해하고 이러한 차이점이 임상실무의 리더십에 미치는 영향을 이해하는 것이 필수적임을 알 수 있다. 이 논의를 한 단계 더 발전시키고 전 세계적 맥락에서 건강문제를 고려하기 위한 추가 자료를 제공하기 위해 정보 상자 8.2는 주제에 대한 몇 가지 사실과 수치를 제공한다.

정보상자 8.2 *글로벌한 데이터*

- 기대수명(태어난 순간부터 살기를 기대할 수 있는 햇수)이 가장 낮은 국가는 차드, 중앙 아프리카 공화국 및 앙골라이다(WHO, 2014).
- 아프리카를 포함하여 아동 비만이 증가하고 있다(WHO, 2014).
- WHO 서태평양 지역 성인 남성 2명 중 1명은 흡연을 하고 있다(WHO, 2014).
- 일차 진료에서 일할 자격이 있는 의사의 수가 불충분하다는 우려가 있다(OECD, 2013).
- 많은 국가에서 간호사 부족과 노령화된 간호인력에 대한 우려가 있다. 고소득 국가는 저소득 국가보다 평균적으로 인구 1만 명당 간호사 및 조산사가 더 많으며 평균비율은 90:2이다(OECD, 2013).
- 경기 침체로 인해 많은 국가(예: 그리스, 아이슬란드)가 건강, 특히 예방에 대한 지출을 줄였다(OECD, 2013).

활동 8.3

- 이러한 데이터가 나오는 웹사이트를 자유롭게 검색해 본다. WHO의 데이터는 일반적으로 지역의 수준에 따라 다음에서 찾을 수 있다(www.who.int/gho/Publications/wo rld_he alth_statistics/2014/en). OECD는 회원국에 대한 자세한 비교도 제공한다(http://stats.oec d.org/index.aspx?DataSetCode=HEALTH_STAT.) 이러한 데이터가 국가 내 및 국가 간 의료서비스 제공에 어떤 의미가 있는지 생각해 본다. 예를 들어 정신건강 문제의 증가와 비만의 유병률 증가가 동시에 있는 경우 간호사의 업무에 어떤 영향을 미치는지 생각할 수 있다.

앞서 말했듯이 다른 지역으로 이주라는 불가피한 결과는 의료서비스 제공자와 전문가가 업무의 모든 측면에서 문화적 문제를 고려해야 함을 의미한다. 리더는 다문화적이고 다양한 접근방식 또는 '문화적 돌봄'을 보여 주어야 한다(Northouse, 2010). 사람들이 이동할 때, 기존의 건강문제, 가치, 신념 및 경험도 함께 이동하며, 이동된 국가의 사람들과 친해지거나 만나게 된다. 이를 더 이해하기 위해서는 개인의 법적 지위와 존엄성과 존중을 받을 자격이 있는 사람으로서의 인권을 구별할 수 있어야 한다. 1951년 유엔 난민 고등 판무관(UNHCR)은 난민협약(제1조 A1항 및 A2항)을 만들었다. 이 협약은 난민을 다음과 같이 정의하였다.

> 인종, 종교, 국적, 특정 사회집단의 구성원, 정치적 견해 때문에 박해를 받을 것이라는 두려움으로 국적을 벗어나 그 나라의 보호를 받지 못하거나 나라의 보호를 꺼리는 사람

망명 신청자와 난민이라는 용어는 종종 혼동된다. 망명 신청자는 자신이 난민이라고 하지만 그 주장이 확정되지 않은 사람이다. 유엔 난민기구(UNHCR) 웹사이트(2015년)에 따르면, 매년 평균 약 백만 명이 개별적으로 망명을 신청한다. 난민은 국경을 넘어 안전과 성역을 찾는 사람이다. 국제법에 따라 인권과 법적 권리를 가지고 있으며, 잠재적으로 치명적인 결과를 초래할 수 있는 위험으로 인해 송환되지 않을 권리도 있다. 가장 취약한 그룹은 내부 실향민(IDP)이다. 이들은 일반적으로 갈등, 폭력 또는 박해 때문에 고국을 떠난 사람들이다. 정부 자체가 문제의 원인일 수 있지만 법적 보호는 정부에 있다. 반대로 이주민은 경제적 이익과 같은 다른 이유로 국가로 이주하여 삶을 개선하거나 다른 가족과 함께 살기로 선택한 사람이다. 이민자는 일반적으로 안전하게 집으로 돌아갈 수 있다. 다음의 정의는 이민으로 인한 의료전문가의 주요 문제를 요약한 것이다.

이주는 국경을 넘어 또는 주 내에서 이동하는 과정이다. 그것은 거리, 구성 및 원인과 관계없이 모든 종류의 사람들의 이동을 포함하는 인구 움직임이다. 이주민의 건강은 이민자와 이동 인구의 신체적 · 정신적 상태와 사회복지 상태를 다룬다. 많은 이민자가 경험한 구조적 불평등은 전반적인 건강과 복지에 중대한 영향을 미친다. 따라서 이주민의 건강은 이동 인구집단의 전통적인 질병관리를 넘어서고 더 광범위한 건강의 사회적 결정요인, 그러한 결정요인의 불평등한 분배와 본질적으로 연결되어 있다(Davies et al., 2010: 10).

이를 바탕으로 간호사정이 얼마나 중요한지를 다시 한 번 알 수 있다. 간호사정은 그 사람의 생활양식, 신념 및 배경에 대한 민감한 관찰과 질문을 통해 건강의 사회적 결정요인을 광범위하게 다루어야 한다.

활동 8.4

보건의료의 맥락에서, 다음 용어에 대한 정의를 찾고 NMC 코드(2015)를 참조하여 그 개념이 실무에서 리더십에 얼마나 중요한지 실례를 제시해 본다.

- 다문화
- 다양성
- 민족 중심
- 편견과 고정관념

이러한 개념을 잘 알고 있으면 차별과 불평등이 발생하지 않도록 적극적인 조치를 취할 수 있다. 예를 들어, 사람들이 부정확한 사람들의 그룹에 대해 진술할 때 편견이 생겨 치료 또는 관리에서 의심, 두려움 또는 선택 거부를 당할 수 있다. 한 인종, 문화 또는 민족을 위해 설계된 서비스는 다른 인종, 문화 또는 민족에 적합하지 않을 수 있다. 간호학생은 실질적인 데이터를 수집하고 사람들이 실제로 무엇을 믿고 생각하고 원하는지를 확인하고 협력적으로 간호계획을 세우는 데 도움을 줄 책임이 있다. 마찬가지로 차별, 민족중심성 또는 불평등의 증거를 듣는다면, 이를 보고하고 더 이상 확대되지 않도록 조치를 취해야 한다. 임상현장에서 이것을 보고할 사람을 알고 있어야 한다. 신분과 관계없이 모든 사람은 존중과 존엄성과 인권을 존중받아야 하지만 개인의 법적 권리는 이민, 난민, 망명 신청자 또는 실향민으로서의 지위에 따라 다르다. 대체로 난민과 망명 신청자는 국제법에 따라 보호를 받으며, 국내 실향민은 본국의 규칙을 따르고, 이민자는 목적지 국가의 법률과 정책을 따른다. 그렇기 때문에 개인의 법적 지위를 확인해야 한다. 그러나 윤리적 관점에서도 문제를 고려해야 한다. 보건의료종사자는 몸이 아프거나 부상당한 사람에 대해 어떤 의무와 책임을 져야 하는가?

활동 8.5

다음 시나리오를 고려하고, 행동강령을 적용하며, 간호중재가 무엇이어야 한다고 생각하는지 논의해 본다.

- 시나리오-응급실에서 근무하고 있는데 망명 신청자라고 주장하는 사람이 입원하였다. 그들의 영어는 서툴며, 생명을 위협하는 심각한 복부 불편감을 느끼는 것으로 보인다.
  - 질문 1: 그들은 복부 불편감을 신속하게 치료받을 자격이 있는가? 간호중재는 무엇인가?
  - 질문 2: 그들이 다음과 같다면 자신의 답변이 동일할 것인가?
    (a) 이민자 (b) 외국인 (c) 외국 관광객
  - 질문 3: 위에 나열된 사람들과 관련하여 자금 문제와 상관없이 치료의무는 무엇인가?
  - 질문 4: 질문 2에 나열된 사람들 중 치료비용을 지불해야 하는 사람이 있는가? 이를 결정하는 요인은 무엇인가?

활동 8.5에 대한 답변

- 질문 1 및 2: 모든 사람은 생명을 위협하는 상태에 처해 있다는 점에서 동일한 방식으로 대우를 받을 권리가 있다. 간호사가 취한 중재는 다음이 포함되어야 한다
  - 임상상황을 모든 관련 간호중재와 함께 복부 응급상황으로 치료
  - 시나리오의 고객과 잠재적으로 외국인관광객(영어능력에 따라 다름)의 경우 통역사를 가능한 한 빨리 요청하는 것이 중요하다. 언어장벽이 있고 의사소통이 어려운 경우 동의 수용능력을 결정하는 것이 문제가 될 수 있다.
  - 그러나 병원의 의료 및 정부 직원(및 환자의 동의가 있으며 언어능력을 지닌 친척)과 연락하여 팀이 고객의 '가장 최선의 이익을 위해 행동'할 수 있도록 할 수 있다.

이민자들이 직면한 특정 공중보건 문제를 이해해야 하며, EU 내 상황 검토는 위커 등(Weekers et al., 2009)의 보고서에서 확인할 수 있다. 이 보고서에서 이민자는 다음과 같이 행동할 수 있다고 언급했다.

- 질병에 대해 신념이 다르기 때문에 치료받는 것을 지연시킨다.
- 의료진(예: 조산사 및 간호사)의 역할에 대한 인식이 다르다.
- 전통적인 치료제나 약초를 사용하고 그런 정보를 공유하지 않는다.
- 최종 거주 국가에서 일반적이지 않은 건강문제가 있거나 자금이나 자원이 없을 수 있다.
- 차별을 경험한다.

이러한 예에서 알 수 있듯이 의료전문가는 의료서비스를 조직하고 제공하는 방식을 재고할 필요가 있을 수 있다. 위커 등(Weekers et al., 2009)의 보고서에는 특히 간호리더와 관련하여 문화 간 역량 훈련, 다양한 의료 모델에 대한 열린 마음, 이민자의 건강상태와

역학 및 건강관리에 대해 배울 수 있는 능력을 포함하는 새로운 역량을 갖춘 변화된 보건 인력이 있어야 한다고 주장한다. 이는 간호학생이자 야심 찬 리더로서, 서로 다른 문화권의 대상자 요구에 어떻게 의사소통하고 적극적으로 경청하는 방법을 배워야 한다는 것이다. 간호대학 교육과정을 받는 동안 간호학생은 다양성과 평등에 대한 교육을 받을 것이다. 그러나 이것이 대상자와 어떻게 관련이 있는가? 지역인구를 구성하는 민족, 종교, 사회, 경제 및 문화를 알고 있는가? 익숙하지 않은 신념체계가 있는가? 간호학생은 이러한 인구 및 특정 요구사항에 익숙해지도록 개인 학습계획을 세우고, 대상자에게 그들의 가치, 요구 및 전통에 대한 존중을 보여 줄 수 있는 방법과 그들의 건강 및 웰빙을 개선하고 그들의 생활방식에 적합한 관리계획을 설계하는 방법을 고려해야 한다.

간호사 이민

세계화는 노동력의 이동으로 이어질 수 있으며, 간호사 이민은 윤리적 채용 문제와 관련이 있는 논쟁 주제가 될 수 있다(강대국이 약소국가에서 채용하는 경우나 채용한 직원을 두고 떠나는 경우). 예를 들어 환자안전에 관한 어려운 과제(이민 간 나라에서는 어떤 언어와 문화적 역량이 필요한가?), 자국과 최종 거주국가 간의 표준과 실천범위의 잠재적 차이를 관리하는 방법 등을 들 수 있다. 국제 간호사 모집의 주요 이슈는 로열간호대학(Royal College of Nursing, 2002)에 의해 요약되어 있으며, 보건부는 영국 국제채용실천강령(2004)을 만들었으며 NHS 스코틀랜드는 2006년에 강령을 만들었다. 다른 많은 국가에서도 WHO 강령을 채택하고 있으며, 가장 최근에는 2010년에 발표되었다.

이주한 간호사를 잘 적응시키기 위해 재정지원 메커니즘, 직업 규제방식, 전문협회의 역할, 규범 및 범위, 실무표준, 근거기반실무, 전문적 가치, 재검증 문제 및 경험과 교육 및 훈련에 있어 국가별 차이가 무엇인지 고려해야 한다. 간호지도자는 이러한 요인을 고려하여 이주 간호사와 함께 훈련 요구 분석을 수행할 책임이 있다. 그런 다음 간호사의 재능과 기술뿐만 아니라 주의가 필요한 지식이나 기술 격차에 민감한 학습 및 개발 계획을 구현하고 평가할 수 있어야 한다.

글로벌 맥락에서 간호리더의 질

쿨위키(Kulwicki, 2006)는 문화적으로 다양하고 반응이 좋은 돌봄 모델의 개발을 통해 간호 실무, 교육 및 연구에 대한 세계적 관점을 가질 필요가 있다고 주장한다. 또한 간호리더는 정치 과정에 관여하는 중요성이 점점 높아지고 있다. 예를 들어, 고비(Gobbi, 2014)와 래브(De Raeve, 2011)는 유럽 간호사의 정치적 지도력이 환자안전을 개선한 간호법 변화(예: 언어 테스트)를 어떻게 이끌어 냈는지 보여 주었다.

몇몇 저자와 연구자들은 2020년 다가올 미래 세계에 대비할 수 있도록 간호리더의 능력을 제시했다. 한 예로 3개국 연구(미국, 영국 및 독일)를 포함한 EU/미국 아틀란티스 프로젝트의 작업은 전 세계 간호리더를 위한 주요 기준을 파악하기 위해 수행되었다. 주요 기준은 다음과 같은 제목으로 구성되었다.

- 도덕적 윤리 대리인
- (상호) 개인적 자질
- 전략 및 시스템 기술
- 지식관리 및 의사결정 기술
- 환자안전
- 인력 개발
- 질 향상

자세한 내용은 시애틀의 워싱턴 대학교 웹사이트에서 확인할 수 있다(http://collaborate.uw.edu/tools-and-curricula/global-nursing-leadership-toolkit.html).

간호리더는 예측할 수 없는 세상에서 많은 도전에 직면한다. 그러나 이와 대조적으로, 국제적인 소통, 토론, 데이터 및 사람들에 대한 접근은 전 세계 간호 커뮤니티 및 기타 학문 분야에서 네트워크에 협업하고 다른 사람들로부터 배울 수 있는 전례 없는 기회를 제공한다. 이에 대한 자세한 내용은 "11장 네트워킹과 리더십"을 참조할 수 있다. 일하는 곳마다 환자는 여전히 문화, 국가 및 이용 가능한 자원의 맥락에 따라 다른 건강문제에 직면한다. 마찬가지로 간호 동료들은 실무, 문화, 상황 및 자원의 범위 내에서 활동한다. 간호사는 경계를 초월하면서도 민감하고 도덕적으로 강하고 헌신적 사람들을 향한 열정을 공유해야 한다. 간호리더는 모든 사람을 위해 최선을 다하려고 노력해야 한다.

활동 8.6

- 이러한 주제 중 하나 이상을 선택하고 강령(NMC, 2015)에 내포된 실천범위를 사용하여 글로벌 상황에서 미래의 리더로서 개인 개발계획을 위한 영역을 파악한다. 이러한 영역에서 자신의 기술과 지식을 개발할 방법을 고려하고 개인적·전문적 발전을 위해 하나 이상의 영역을 계획해 본다. 다음은 몇 가지 예이다.

NMC 강령 참조 및 이슈	자체 감사 / 활동계획
• 항상 가장 정확한 근거에 따른다(섹션 6). • 기준 역량: 환자 안전 • 우리 지역인구는 어떻게 구성되었는가: 나는 그들의 필요를 알고 있는가?	• 자신의 임상영역에서 X모집단의 대상자 요구를 충족하는 것에 대한 감사가 있었는가? • 그렇지 않은 경우 사용 가능한 감사도구가 있는지 확인하거나 커뮤니티와 함께 감사 도구를 설계한다. • 감사 결과에 따라 리더로서 실행계획을 세워야 한다.
• 본인 역량의 한계범위를 인식하고 일한다(섹션 13). • 기준 진술 : 도덕적이고 윤리적 대리인 • 리더십 관점에서 무의식적 편견을 보이는 직원과의 어려운 대화를 어떻게 처리할 수 있는가? 훈련이 필요한가?	• 다문화 담당자의 대화를 통해 훈련기회를 파악한다. • 간호사의 무의식적 편견 또는 편견의 징후를 감지하는 방법을 찾아본다.

요약

- 간호 지도자는 인구의 변화하는 공중보건 요구에 민감해야 한다. 질병, 역학, 인구통계학 및 사람들의 이동의 새로운 패턴에 주의를 기울여야 한다.
- 지도자들은 새로운 돌봄 모델을 시작해야 하며 점점 더 다양한 인구를 지원하는 다문화 인력을 혁신하고 이끌 준비가 되어 있어야 한다.
- 기술이 발전하고 웹에 기반을 두며 혼란스럽고 갈등이 많은 세상에서 지도자는 새로운 기술과 역량이 필요하다. 특히 그들은 복잡한 문화 간 의사결정 기술이 필요하다. 민감한 정치과정 처리 그리고 불리한 상황, 재정적 제약, 갈등 및 환자안전에 대한 위협으로 어려움을 겪을 때에도 건전한 도덕적 · 윤리적 가치를 유지해야 한다.

참고문헌

01 BBC News Channel (nd) http://news.bbc.co.uk/1/shared/spl/hi/world/04/migration/html/migration_boom.stm. Accessed 30/11/15.

02 Davies, A. D., Basten, A. and Frattini, C. (2010). 'Migration: A social determinant of migrants'health'. Eurohealth, 16(1): 10 – 12.

03 De Raeve, P. (2011). Nurses' Voice in the EU Policy Process. Belgium: Kluwer.

04 Department of Health (2004). Code of Practice for NHS Employers Involved in the InternationalRecruitment of Healthcare Professionals. London: DH.

05 Gobbi, M. (2014). 'Nursing leadership in the European landscape: influence, reality and politics'.Journal of Nursing Research, 19(7 – 8): 636 – 46. DOI: 10.1177/1744987114557109.

06 Helbe, M. (2010). 'The movement of patients across borders: challenges and opportunitiesfor public health'. Bulletin of the World Health Organization, 89: 68 – 72. DOI: 10.2471/BLT.10.076612 www.who.int/bulletin/volumes/89/1/10-076612/en. Accessed 12/9/2016.

07 Huynen, M. M. T. E., Martens, P. and Hilderink, H. B. M. (2005). 'The health impactsof globalisation: a conceptual framework'. Globalization and Health, 1:14. DOI:10.1186/1744-8603-1-14.

08 Kline, D.S. (2003). 'Push and pull factors in international nurse migration'. Journal of NursingScholarship, 35: 107 – 11. DOI: 10.1111/j.1547-5069.2003.00107.

09 Kulwicki, A. (2006). 'Improving global health care through diversity'. Journal of TransculturalNursing, 17(4): 396 – 7.

10 Naeem, F., Habib, N., Gul, M., Khalid, M. et al. (2014). 'A qualitative study to explore patients',carers', and health professionals' views to culturally adapt CBT for psycho-

sis in Pakistan(CBTp)'. Behavioural and Cognitive Psychotherapy, 2: 1－13. DOI: http://dx.doi.org/10.1017/S1352465814000332.

11 NHS Scotland. (2006). Code of Practice for the International Recruitment of Health-care Professionalsin Scotland. Edinburgh: Scottish Executive.

12 Northouse, P.G. (2010). Leadership: Theory and Practice, 5th edition. London: Sage.

13 Nursing and Midwifery Council. (2015). The Code: Professional Standards of Practice and Behaviourfor Nurses and Midwives. London: NMC.

14 OECD (2013). Health at a Glance 2013: OECD Indicators. Paris: OECD. DOI: http://dx.doi.org/10.1787/health_glance-2013-sum-en

15 Robinson, D., Savage, G.T. and Campbell, K.S. (2003). 'Organizational learning, diffusionof innovation, and international collaboration'. Health Care Management Review, 28(1): 68－72.

9장

간호정책과 간호리더십

학습목표

1. 정책을 정의하고 정책의 이해가 중요한 이유를 설명한다.
2. 간호정책에 특히 영향을 미치는 몇 가지 핵심 가정과 편견을 확인한다.
3. 간호와 관련이 있는 주요 현재 건강정책 동향을 이해하고 미래 간호리더에게 미치는 영향을 분명히 설명한다.
4. 정책에 영향을 미치는 다양한 핵심 구성요소를 설명하고 정책 영향에 대한 사례연구를 통해 해당 지식을 적용한다.

주요개념

- 보건정책, 간호정책, 정치, 영향을 미치는 기술

용어정의

- 정책(policy): 1. 일반적으로 단체 또는 개인이 결정한 특정 원칙에 근거한 행동계획.
  2. 결정의 기초가 되는 원칙 또는 원칙의 집합.
  3. 따라야 할 행동.
  4. 신중함; 예리함; 지혜
- Arm's length bodies(ALBs): 행정기관과 비부서 공공단체 및 비부처를 포함할 수 있는 영국의 특정 공공기구의 범주에 속함

서론

솔직히, 이 장의 제목을 보고 어떤 생각을 했는가? 정책은 종종 부정적인 이미지를 불러일으킨다. 예를 들어 선반에 놓고 잊어버린 먼지가 많이 쌓인 보고서, 의료 분야에서 일하지만 현실을 거의 이해하지 못하는 사람들로 가득 찬 위원회, 해야 할 일을 멈출 수는 있지만, 변화할 힘이 없는 실망스러운 규칙들을 떠올릴 수 있다.

이 장의 목표 중 하나는 보건정책이 생각보다 흥미로움을 설득하는 것이다. 더 중요한 것은 미래의 간호리더인 모든 학생에게 정책을 이해하고 정책에 영향을 미치는 것이 중요하다는 것을 확신시키는 것이다. 잘 작동하는 '정책 안테나'를 갖는 것은 간호학생이 어디에서 일하든지 도움이 될 것이다. 이 장에서는 네 가지 측면에서 정책을 고려해 보고자 한다. 먼저 '정책'의 의미를 찾아낼 것이다. 둘째, 간호정책을 구성하는 가정과 편견에 대해 살펴볼 것이다. 셋째, 간호에 특별한 영향을 미치는 중요한 건강정책 동향 중 일부를 살펴보고 미래의 리더로서 간호학생에게 미치는 영향을 고려할 것이다. 마지막으로 사례연구를 기반으로 정책에 영향을 미치는 중요한 요소에 중점을 둘 것이다.

정책이란 무엇이며 왜 중요한가?

1) 정책이란 무엇인가?

'정책'이라는 용어의 의미를 살펴보면 사전에는 정책을 다음과 같이 정의한다.

정책(명사) : 1. 일반적으로 단체 또는 개인이 결정한 특정 원칙에 근거한 행동계획
2. 결정의 기초가 되는 원칙 또는 원칙의 집합
3. 따라야 할 행동
4. 신중함; 예리함; 지혜(The Chambers Dictionary)

이 정의는 정책이 무엇인지 논의를 시작하기에 도움이 되는 출발점이다. 네 가지 정의는 각각 서로 다른 정책의 측면을 표현하고 있다. 첫 번째 정의와 두 번째 정의는 정책이 일반적으로 원칙에 기반함을 보여 준다. 정책은 기본 아이디어에 관한 것이다. 그러나 정책은 단지 이론적인 토론이 아니라는 것을 알 수 있다. 첫 번째 정의에서 알 수 있듯이 정책에는 행동계획을 추진하기 위한 원칙이 있다. 세 번째와 네 번째 정의 또한 정책을 이해하는 데 특히 중요한 것, 즉 규범적 요소를 강조한다. 올바른 행동방침이라고 가정하는 것에 관한 판단에 기초해 기준과 기대를 설정하는 의미가 있다. 이 측면은 건강정책, 특히 간호정책을 이해하는 데 중요하다.

본질적으로 정책은 행동을 통제하는 틀이다. 어떤 일이 일어날 수 있게 하고 다른 일을 제한한다. 기대, 여행 방향 및 경계를 설정한다. 하지만 중립은 아니다. 그것은 지배적인 아이디어와 정치적 목표를 나타내며, 사람들이 생각하고 있는 것이 해야 할 옳은 일인지를 나타낸다.

때때로 정책을 뒷받침하는 원칙이 변하기도 한다. 예를 들어, 시간이 지나면서 우리 사회는 환자와 가족이 자신의 치료에 참여할 것이라는 기대를 발전시켜 왔다. 이 기본원칙은 현재 많은 정책결정을 뒷받침했다(예: Department of Health, 2012 참조). 원칙이 비교적 일정하게 유지된 경우에도, 원칙을 제정하는 가장 좋은 방법에 관한 판단은 바뀔 수 있다. 예를 들어, 해를 끼치지 않는다는 원칙('먼저 해를 끼치지 않음'(prim non nocere))은 수천 년 동안 의학 분야에 존재해 왔다. 히포크라테스 선서에는 '해를 끼치지 않기 위해'라는 문구가 포함되어 있으며, 특정 라틴어 문구의 기원은 3세기 이상 거슬러 올라간다(Smith, 2013). 그러나 이 원칙을 실천하는 방법이 바뀌었다. 예를 들어, 영국과 다른 많은 서구 국가에서는 지난 20년 동안 세계보건기구(WHO)의 안전점검 목록에서 안전한

인력 수준에 이르기까지 이를 시행하려는 다양한 정책 이니셔티브(주도권)를 통해 환자안전에 중점을 두고 있다.

2) 정책 이해가 중요한 이유는 무엇인가?

이 장에서는 간호사에게 정책이 중요한 이유를 살펴볼 것이다. NMC(Nursing and Midwifery Council)는 이 논의에서 좋은 출발점이다.

> 모든 간호사는 의료서비스에 대한 사람들의 안녕과 경험을 증진하기 위해 질 향상 및 서비스 개발을 통해 변화 주도자 역할을 하고 리더십을 제공해야 한다(NMC, 2010: 5).

> 간호 또는 조산 서비스를 이용하거나 필요로 하는 사람들의 이익을 최우선으로 생각해야 한다. 그들의 보살핌과 안전을 주요 관심사로 만들고 그들의 존엄성을 유지하고 그들의 요구를 인식하고 평가하며 이에 대응하는지 확인해야 한다. 간호를 받는 사람들이 존중을 받고 대우를 받도록 하고, 이들에 대한 어떠한 차별적 태도와 행동도 문제로 삼아야 한다(NMC, 2015 : 4).

특히 조직 수준을 넘어서는 정책은 직장생활의 현실과 동떨어져 보일 수 있다. 근무 순번을 채울 직원을 구하느라 애쓰고 있는 개별 간호사가 보건서비스에서 간호사의 인력배치에 대한 큰 결정을 바꿀 기회는 무엇인가?

여기서 두 가지를 지적할 수 있다. 첫째, 정책을 이해하고 정책의 주요 추세를 비판적으로 분석할 수 있다는 것은 주변에서 볼 수 있는 변화를 해석하고 리더로서 기회를 얻는 데 큰 도움이 될 것이다. 일반적으로 정책 추세는 시간이 지남에 따라 발전하기 때문에, 정책을 분석할 수 있다는 것은 자신의 관행에 적응하도록 하는 데 도움이 될 것이고, 또한 돌봄제공자가 보건 및 사회 관리서비스의 이용자든 부하직원이든 간에, 이들에게 손해를 미치는 정책방향에 문제를 제기하는 데 도움이 될 것이다.

둘째, 정책이 행동을 통제하는 틀로 정의된다면, 정책을 이해하고 영향을 미치는 것은 모든 간호사의 역할에서 중요한 측면이다. NMC 표준이 기대하는 대로 변화요원으로 작용하고 질과 서비스를 향상시키는 것은 불가피하게 간호사를 어떤 형태로든 정책에 대항하게 할 것이다. 이미 살펴본 바와 같이, 정책은 실무의 맥락, 환자 및 서비스 이용자의 요구, 기술 및 기대치의 변화에 따라 끊임없이 진화하고 있다. 보건의료전문가들이 서비스 이용자와 환자를 중심으로 양질의 치료기준을 명시적으로 준수하는 실무표준에 따라 관리된다는 점을 고려할 때, 간호사의 통찰력과 의견은 정책에 필수적이다.

지역 조직이나 팀 내에서 정책에 영향을 미치고 선도하는 데 집중할 수 있지만, 지역 또는 국가 차원에서 정책에 영향을 미치도록 선택할 수도 있다. 어떤 결정을 내리든, 목소리를 찾고, 자기 의견을 듣고, 설득력 있는 주장을 하는 것은 모든 간호리더의 직무이다.

활동 9.1

- 자신의 실무와 관련하여 특히 관심이 있는 정책 영역에 대해 생각해 본다. 자신이 영향을 주고 싶은 측면을 생각해 본다.

정책 DNA의 변화: 정책 편향 이해하기

1) 정책 편향

정책은 가치 있는 원칙에 대한 객관적인 평가에 기초한 합리적인 '행동계획'일 뿐만 아니라, 믿음과 무엇이 옳은지에 대한 판단, 즉 사람들의 가치와 가정에 기초한다.

간호학의 경우, 직업에 대한 깊이 뿌리박힌 가정은 한 해설자가 정책 DNA에서 '유전적 돌연변이'라고 불렀던 것을 만들어 낸다('Grumbling Appendix', 2014). 이는 간호에 대한 서로 다른 정책 논쟁에서 몇 번이고 반복되는 특정한 사고방식이 있다는 것을 의미한다. 또 다른 비유로 말하자면, 그것은 왼쪽으로 기우는 차를 운전하는 것과 같다. 직진하고 싶다면 끊임없이 편견을 조정해야 한다. 정책을 분석할 때 이러한 사고방식을 계속 찾아보아야 한다.

2) 간호 vs. 학위

간호학생으로서 의심할 여지없이, 특히 학위 수준의 학습과정을 완성하기 위해 사람들을 돌보는 의지와 능력과 지적 능력이 기꺼이 병행하는 것을 이미 접하였을 것이다. 이 논쟁은 여러 가지 다른 결과를 낳는다. 환자를 씻기거나 다른 근본적인 욕구를 충족시키는 정도의 업무는 학위가 필요하지 않다고 생각한다. 또는 '돌봄 업무를 하기에는 너무 지적이다'라는 것이다. 그것은 간호학생이 '실제 손수 제공되는' 간호에 대한 실질적인 경험을 얻지 못하는 가운데, 학위 수준의 교육이 '교실'에서 전달된다는 가정과도 관련이 있다. Mid Staffordshire NHS Foundation Trust(주: 영국 스태퍼드셔에 있는 두 병원을 관리하는 NHS 재단 신탁)에서 질적으로 낮은 간호에 영향받는 학생이 없다는 점을 염두에 두었을 때, 다음의 '공적 조사보고서'(Francis, 2013b: 1513)의 인용구가 흥미롭다.

> 그 세미나에서 나타난 것과 일치하는 스탠포드의 경험은 현재의 대학 기반 간호사 양성 및 훈련 모델이 문화와 돌봄에 충분히 초점을 맞추지 못한다는 것을 암시한다. 간호사 양성 및 훈련, 교육 및 전문직 발전에 이론과 더불어 환자를 인정하고 공감하는 간호를 제공하기 위해 실제적인 요건에 초점을 맞춰야 한다.

비록 이러한 생각의 더 무례한 예들이 언론에 드러나는 경향이 있지만, 정치인 또한 종종 이런 사고방식에 빠진다. 프란시스(Francis) 조사에 반응하여, 영국 정부(Department of Health, 2013: 19)는 간호학생에게 다음과 같은 제안을 제시했다.

> 간호사 학위를 위해 NHS 기금을 원하는 모든 학생은 이론적 역량뿐 아니라 최전선의 돌봄 경험과 가치를 증진하기 위해 우선 1년 동안 현장에서 의료보조원으로 근무해야 한다.

다음 가정을 주목해야 한다. 간호학생은 사전 돌봄 경험이 없다. 그러한 경험이 없는 간호 학생은 '잘못된' 가치를 갖게 될 것이다. 간호학 과정을 지원하는 학생 모집은 오로지 '학위'에 기초하고 있다.

활동 9.2

- 이 부분에서 지금까지 읽은 내용과 미디어에서 본 내용을 생각해 본다. 간호학생으로서의 지식과 경험을 바탕으로, 이러한 가정들에 대한 자신의 관점은 무엇인가?

이 변화의 주목할 만한 점 중 하나는 다른 건강전문직에 영향을 미치지 않는다는 것이다. 물리치료사나 박사급 자격증을 가진 사람들은 다른 사람을 돌볼 수 있는 능력이 부족하다는 말을 거의 듣지 않을 것이다(사실 아마도 그 반대일 것이다). 또한 영국의 지역마다 다르다는 변화이다. 영국 전역에 NMC가 정한 동일한 교육표준의 맥락에서, 스코틀랜드, 웨일스, 북아일랜드에서 간호의 빈도가 훨씬 더 낮기는 하지만 간호학생은 학위 수준에 대한 논쟁을 듣게 될 것이다. 이것은 영국에서 특정한 영향력을 가지는 편견이다.

현재 간호에 있어 상당한 문제들이 학위 수준 교육과 연관될 수 있다는 본질적인 논리는 그 근본부터 결함이 있다. 간호학 학위는 1960년대부터 자격요건이었지만, 최근까지 학사 졸업생은 비교적 수가 적었다. 유럽 9개국의 병원을 대상으로 한 연구에서 잉글랜드 지역(영국 전역에는 통계수치가 제공되지 않음)은 표본으로 등록된 간호사 중에서 학사 간호사의 비율이 두 번째로 낮았으며, 평균 28%만 학위를 가지고 있는 수준(병원 간의 10%에서 49%에 이르는 수준의 범위)을 보였다. 이는 아일랜드 58%, 핀란드 50%, 스페인 및 노르웨이 100%와 비교된다(Aiken et al., 2014). 또한, 간호사가 학사학위를 소지하고 있는 비율이 10% 증가하면 수술 후 사망위험이 7% 감소한다는 연구결과가 있다.

논리는 제쳐두고, 만일 정책을 이해하고 영향을 미치려면, 간호사의 수준 높은 지식, 비판적 사고, 그리고 연구의식이 양질의 돌봄을 결정한다고 주장할 수 있어야 한다.

3) 과업 중심

전문직으로서의 간호는 종종 직접적인 환자간호의 일련의 과제를 통해 정책적으로 그려진다. 환자의 고통을 관리하고, 환자가 수분을 공급받는지 확인하며, 간호계획을 완성한다. 열악한 간호실무를 살펴보는 많은 질문은 특정한 업무가 완수되지 않는 것에 초점을 맞추고 있다.

이러한 기본간호 같은 업무는 면허 간호사의 중요한 역할이지만, 간호사가 이 관점으로만 보인다면 문제가 있다. 특히 의료전문가로서의 간호사의 역할과 책임을 과소평가한다. 하지만 간호사는 복잡한 상황의 범위에서 일정한 판단을 하고, 자율적으로 또는 선도적으로 다른 직원들과 팀으로 일하며, 직접적인 환자간호와 광범위한 조직적 업무를 함께 수행한다.

데비나 앨런(Davina Allen, 2014: 93)의 연구는 간호사의 조직화 작업을 탐색한 중요한 연구이다. '개인에서 많은 사람에게로 확대/축소할 수 있는 전문적인 비전'에 근거하여 환자가 조직적 경계를 탐색하는 데 간호사가 도움을 줄 때 환자간호에 질서를 부여하는 것이다. 이러한 복잡성은 단순한 업무로 축소될 수 없지만, 그것 없이는 간호라는 그림은 불완전하다. 앨런은 다음과 같이 결론짓는다.

> 모든 체계가 무질서를 지향하는 경향이 있으며 질서를 유지하기 위해서는 에너지가 필요하다는 견해가 널리 퍼져 있다. 간호사는 건강관리에 있어서 이러한 에

> 너지의 원천이다. 공식적인 조직은 그들의 질서와 그들의 활동이 합리적인 시스템과 과정에 의해 통제되는 정도를 과대평가하는 경향이 있다. 그러나 보건의료가 어떤 질서를 보여주는 한, 이 연구의 결과는 간호명령으로 이해되어야만 한다(Allen, 2014: 150).

간호에 대한 과업 중심 접근법의 두 번째 단점은 주목을 받는 업무도 병원의 환자간호를 둘러싼 업무로 향하는 경우가 많다는 점이다. 이것은 실제로 NHS 환경 밖에서와 병원 외부에서 작업할 때 NMC 등록자 중 많은 사람이 병원 설정에 초점을 맞추는 경향이 있다. 그것은 또한 면허 간호사의 역할과 간호조무사 또는 지원요원으로 일하는 사람들 사이의 혼동을 초래할 위험이 있다. 지원인력, 특히 상급 지원역할을 하는 사람이 면허 간호사가 완수할 수 있는 작업을 수행할 수 있어서, 간호에 대한 업무 중심적인 관점은 그 독특한 가치와 간호사 역할의 공헌을 포착하지 못한다.

다시 말하지만, 이것은 간호에 있어서 특히 문제가 있는 편견이다. 이러한 접근방식은 의사에게 어느 정도(예를 들어 다른 직업으로의 '과제 전환'의 개념과 의사 보조자 같은 새로운 역할의 출현에 대한 설명에서) 보일 수 있지만, 강력하고 비교적 응집력이 강한 의료전문직 정체성은 그것이 덜 일반적이고 문제가 적다는 것을 의미한다. NMC 강령의 개정에 영향을 미치는 특별한 정책 변화를 뒷부분에서 다시 살펴보겠다.

보건과 사회보장의 근대화 의제

이 장의 핵심 논거는 정책추세를 분석하고 해석할 수 있는 능력이 리더십 역할의 중요한 부분이라는 것이다. 여기서는 여러 가지 새로운 정책추세를 간략히 소개하고, 미래의 간호리더인 간호학생에게 미칠 수 있는 몇 가지 시사점을 고찰한다.

1) 통합

비록 이 용어는 종종 잘못 정의되지만, 영국 각 지역의 정치인들은 통합에 전념하고 있다. 통합은 일반적으로 건강 및 사회적 돌봄(수평적 통합이라고도 함) 또는 병원과 지역사회 또는 1차 진료(수직적 통합이라고도 함) 중 하나를 결합하는 것을 약칭한다. 입법에서부터 예산을 모으기까지 통합을 이해하고 실행하는 방법은 다양하다. 이것은 또한 새로운 경향이 아니다. 서비스 이용자들이 북아일랜드의 오랜 구조적 통합과 스코틀랜드의 최근 입법을 포함해 더욱 원활한 경험을 하도록 하는 방법으로 서비스를 통합하려는 시도가 30년 동안 수없이 있었다.

현재의 통합 추진 이면에는 경제적인 자극이 있지만, 현실에서 진정하고 원활한 서비스를 구현하기는 훨씬 더 어렵다(Glasby and Dickinson, 2014). 따라서 보건전문가와 서비스 이용자들을 위한 정책적 발언과 실제 현실 사이의 차이를 명확히 인식하고 도전하는 방법을 찾는 것은 미래의 간호리더에게 특히 중요한 역할이다.

2) 서비스 이용자와 돌봄제공자의 공동 생산

지난 40년 동안 보건 및 사회적 돌봄 서비스 제공에서 가장 두드러진 변화 중 하나는 의료전문가와 서비스를 이용하는 사람들 사이의 관계 변화였다. 이 변화는 그 자체로 상당히 흥미로운 연구소재로서 조사해 볼 가치가 크다. 본질적으로 사회와 질병의 패턴이 변화함에 따라, 특히 대상자의 상태가 장기적이고 만성적인 경우 보건 및 사회적 돌봄서비스를 이용하는 사람들은 수동적인 수혜자라기보다는 그들 자신이 돌봄에 점점 더 관여할 것으로 예상되고 있다.

영국의 4개 지역 모두에 적용되는 정책 문서는 점점 더 '공동 생산'에 대한 열망을 반영하고 있다. 공동 생산을 추진하려면 사고방식의 전면적인 전환과 새로운 작업방식이 필요하다. 미래의 간호리더로서, 이러한 지속적인 변화는 서비스 이용자와 관련된 그리고 선도적인 직원 팀과 관련된 간호사의 전문직 역할에 큰 영향을 미칠 것이다.

3) 다양한 전문 직업관과 팀

전문직과 팀이 함께 일하는 것은 중요한 정책추세이다. 환자는 주로 팀이 제공하는 보건과 사회적 돌봄을 경험하기 때문에 공동 생산과 밀접하게 관련되어 있다. 환자 주변의 질과 안전은 팀이 어떻게 기능하는지와 강하게 연관되어 있다는 좋은 증거가 있기 때문이다. 예를 들어, 2015년 Morecambe Bay 조사보고서는 11명의 아기와 1명의 산모를 사망에 이르게 한 '피로 혼합'의 핵심요인으로 조산사, 소아과 의사, 산부인과 의사 간의 유대관계가 빈약했다는 점을 지적했다(Kirkup, 2015).

향후 팀이 더 중요해질 수 있는 또 다른 분야는 규제 분야이다. 현재 상황으로는, 규제는 조직 전체를 바라보는 '간호 질 향상 위원회'(Care Quality Commission, CQC)와 개인에 초점을 맞춘 전문 규제기관으로 폭넓게 나뉜다. 실제로 돌봄은 팀별로 경험되고 전달되기 때문에 팀별 규제 개념이 없으면 상당한 단절이 발생한다. 우리는 합리적으로 팀의 역할과 규제에 대한 더 많은 논의를 기대할 수 있다.

4) 질병예방

지난 몇 년 동안 약화된 정책 분야는 질병예방과 공중보건으로도 알려진 건강증진과 웰빙이다. 여러 정책문서에서 '질병'에서 '웰빙' 모델로의 이동을 명시하고 있음에도 불구하고 인구의 전반적인 건강을 개선하고 보건서비스에 대한 압력을 줄이기 위해, 공중보건의 실질적인 개선은 종종 달성하기 어렵다는 것이 증명되었다.

스코틀랜드에서 '2020년 건강 비전'은 '보건과 사회적 돌봄을 통합하고 예방, 기대, 그리고 자기관리를 지원하는 의료시스템'에 대한 열망을 나타내고 있다(Scottish Government, 2011: 1).

잉글랜드의 '5년간의 미래 전망(Five Year Forward View)'은, 이 책을 집필할 당시, 공중보건에 대한 포부를 밝히기 위한 가장 최근의 주요 정책문서이다. 공중보건에 대한 도전은 다음과 같이 언급되어 있다.

만약 국가가 예방에 대해 진지하게 대처하지 못한다면, 건강한 삶의 기대치에 대한 최근의 발전은 지연될 것이고, 건강불균형은 더 커질 것이며, 유익한 새로운 치료법에 자금을 댈 수 있는 우리의 능력은 완전히 피할 수 있는 질병에 수많은 비용을 소비해야 하는 필요성으로 인해 혼잡해질 것이다(NHS England, 2014: 7).

대부분의 서구 국가에서 잘 설명되고 중요한 공중보건 문제를 고려할 때, 어떤 환경이든 간에 공중보건전문가로서의 간호사의 확대된 역할을 이해하는 것은 간호리더로서 점점 더 중요해질 것이다.

활동 9.3

- 자신이 거주하는 지역 중 한 곳(또는 다른 곳)에 대해 5년 앞을 전망해 본다. 이를 공중보건전문가로서 더 확대된 간호사의 역할을 고려하는 근거로 사용할 수 있다. 자신의 리더십 역할을 계속 분석하면서 핵심 요점을 기록해 본다.

정책 반영

불행히도 정책에 영향을 미칠 청사진도 없고 적어도 저자가 발견한 청사진도 없다. 정책을 개발하고 구체화하는 방식은 본질적으로 복잡하므로 어떤 아이디어가 지지를 얻을

지, 어떤 아이디어가 기각될지 알기 어려울 수 있다. 보다시피, 증거는 때때로 주목받기도 하지만 종종 무시되기도 한다. 심지어 권력자의 위치에 있는 영향력 있는 개인들도 때때로 의사결정자들을 설득하기 위해 애쓰기도 한다. 그러나 이 때문에 간호사가 정책에 영향을 미치려는 것을 단념해서는 안 된다. 이 장의 마지막 부분은 국가 차원의 정책에 영향을 미치는 것에 대한 사례연구와 정책 토론에 참여하기 위한 몇 가지 실용적인 조언을 살펴본다.

사례연구 9.1 안전인력동맹(Safe Staffing Alliance, SSA)

- 안전인력동맹(SSA)이 설립되기 전 몇 년 동안 간호인력 수준이 떨어지고 있다는 우려가 있었다. 2012년, RCN은 "과다 확장"이라는 문서를 출판했다. 자원 부족(Buchan and Seccombe, 2012)은 노동력에 대한 압력을 강조하고 다음과 같이 결론지었다.
  "잉글랜드 NHS의 노동력 시나리오는 향후 5년에서 10년 동안 NHS 간호사의 공급이 감소할 가능성을 강하게 지적한다." (Buchan and Seccombe, 2012: 1)

2012년, RCN과 영국 보건부 위원회는 간호교육기관의 감소가 앞으로 면허간호사의 국내공급에 어려움을 줄 것이라고 경고했다. 이러한 보고서는 국가정책에 거의 영향을 미치지 않았는데, 부분적으로 잉글랜드 NHS가 특히 품질, 혁신 생산성 및 예방(QIPP) 프로그램을 통해 의제를 지배하고 있는 '효율적 절감'에서 200억 파운드의 예산 편성을 요구했기 때문이다. QIPP의 요약은 http:// ukpolicymatters.thelancet.com/qipp-programme-quality-innovation-productivity-andprevention을 참조한다.

2013년 1월, 주로 선임 간호사로 구성된 그룹이 안전인력동맹(SSA)을 결성하여 직원 수준(Snell, 2013: 12)에 대한 견해를 밝혔다. 동맹은 '진료의 질과 환자안전을 위한 직원 수준의 중요성에 대한 인식을 높이기 위한 핵심목표'를 5개 제시했다.

- 최소 등록된 간호사 인력 수준
- 등록된 간호사 수에 대한 환자 정보
- 매년 간호사 인력배치 검토
- 임상 간호리더를 위한 더 강력한 파워
- 면허 간호사 인력양성에 관한 새로운 연구

'절대로 8명 이상은 안 된다', 즉 간호사 1명이 주간에 일반 진료환경에서 8명 이상의 환자를 돌보는 것은 안전하지 않다는 동맹의 메시지는 비교적 간단했지만, 동맹은 또한 자신의 메시지를 연구에 근거하고, 이용 가능한 증거를 수집하고 순화하는 것을 논점으로 삼았다.

그해 말, 간호조무사에 대한 면허 간호사의 비율 60:40을 포함한 조사결과와 함께 제2차 프란시스 조사가 Mid Staffordshire NHS Foundation Trust에 발표되면서 간호사는 확고하게 주목을 받았다. 그러나 인력 수준에 관해서는 관심이 없었다. 비록 프란시스 조사에서는 안전한 간호사 인력 수준을 유지하도록 권고했지만, 정치적 초점은 일반적으로 '문화', 규제의 실패와 간호인력(특히 간호사)의 개별적인 책임에 더 집중되었다.

안전인력동맹의 캠페인이 계속되자 간호사들의 인력배치 수준이 정치적 의제로 부상하기 시작했다. 웨일스에서는 인력배치 수준을 법적 요건으로 만들기 위한 입법이 진행중이다. 영국에서는 NICE가 2014년 7월 급성 병원 성인 입원환자실의 안전한 간호인력 확보에 대한 증거 검토를 담당하였고, 첫 지침서를 발표하였다(NICE, 2014). 국무장관은 또한 2013년 11월에 월별 간호 인력배치 비율을 병동별로 환자와 가족에게 제공할 것을 의무화했다. 간호사의 수를 늘리고 자금을 조달하는 실질적인 현실은 해결되지 않고 NHS는 2015년 6월 안전한 인력충원에 관한 NICE의 프로그램을 중단했지만, 안전인력동맹은 이 주제를 논의의 중심에 두었다.

안전인력동맹은 정책에 영향을 미치는 많은 교훈을 강조한다. 동맹은 정치인과 대중이 이해할 수 있는 방식으로 제시된 분명한 메시지의 혜택을 받았다. 그것은 이 사건을 지지하고 조명하기 위해 연구와 증거를 사용했고, 개별 지도자들과 조직 모두의 지지를 이용했다. 비록 그 연구증거가 때때로 안전인력동맹이 동의하지 않을 수 있는 방식으로 단순화되었지만, 동맹은 향후 몇 년 동안 정치적 담론에 영향을 미칠 수 있는 방식으로 간호사 인력배치의 우선순위에 대해 이의를 제기하고 가정을 바꾸었다.

정책을 형성하는 것과 관련된 몇 가지 조언

자신의 목소리 찾기

분명한 요점이지만, 첫 번째 단계는 말하고 싶은 것을 분명히 하는 것이다. 이에 대한 지름길은 없다. 자신의 지식을 발전시키고 자신이 영향을 주고자 하는 토론을 이해하는 데에는 시간이 걸린다. 자신의 생각을 어떻게 전달할 수 있는지 알 수 있게 하는 데 연습만 한 대안은 없다. 자신의 견해를 알고 있을 때, 어떻게 하면 명확하고 간결한 방법으로, 특히 건강전문가가 아닌 사람들에게 전달할 수 있을까를 곰곰이 생각해 본다.

최고의 의사소통 채널을 파악하기

일단 자신이 핵심 메시지나 일련의 의견을 갖게 되면, 이를 전달할 의사소통 채널은 다양하다. 소셜미디어나 인쇄매체를 고려해 보고, 자신의 의견을 제시할 수 있는 회의에 참석하며, 위원회에 참가하여 정책토론에 참여할 기회를 이용해 본다.

증거 이해와 이용하기

자신의 의견을 형성하기 위해 그 근거를 알고 사용하는 것이 중요하다. 만약 자신의 관점이 무게를 가지길 원한다면, 그것을 뒷받침할 증거가 있는지 그리고 증거가 없다면 자신의 마음을 바꿀 준비가 되어 있는지 알아야 한다.

관계 개발하기

정책은 일반적으로 공식적인 동맹 및 위원회나 개인들을 통해 논의 중인 그룹에 의해 개발된다. 특히 참여하고 싶은 정책 영역이 있는 경우, 활동적인 주요 조직 및 개인과 접촉해야 한다. 시간이 지남에 따라 토론에 참여할수록 더욱 전문화되고 목소리가 더 잘 들릴 수 있다(11장 참조).

타이밍

좋은 증거, 명확한 의견, 그리고 근거에 기반한 주장도 타이밍이 맞지 않으면 모두 무너질 수 있다. 정책토론, 주요 보고서, 조사결과의 발행 동향을 주시하여 적절한 시점에 의견을 정리할 수 있도록 한다. 무엇보다도 인내할 준비를 해야 한다. 만약 자신의 주장이 들리지 않는다면, 그 순간은 아직 오지 않은 것이다.

활동 9.4

- 유용하게 참여할 수 있는 조직이나 위원회가 있는가? 이러한 사항에 대해 자세히 알아보고 적절하다고 판단되면 그들에게 연락해 본다. (네트워크 확장에 도움이 되는 몇 가지 팁을 위해 '네트워킹'에 대해 11장을 참고한다.)

요약

- 이 장의 주요 목적은 간호와 정책의 이해, 해석 및 영향을 미치는 미래 간호리더의 역할 사이의 연결을 만드는 것이었다. 정책을 뒷받침하는 정의와 구조와 실행 중인 정책의 실제 현실, 즉 간호를 때때로 저해하는 편견, 지난 몇 년 동안의 중요한 정책동향, 그리고 간호사가 정책에 어떻게 영향을 미칠 수 있는지를 모두 고려했다.
- 3가지 핵심 사항은 다음과 같다.
  - 국가 차원의 간호정책, 특히 영국의 간호정책은 전문직으로서의 간호역사에 큰 영향을 받아 'DNA의 변화', 즉 여러 가지 다른 정책토론에서 나타나는 신화와 편견의 영향을 받는다. 이를 이해하고 그것들을 형성하고 변화시키고 도전할 수 있는 것은 리더십의 필수적인 부분이다.
  - 정책은 끊임없이 발전하고 있지만, 간호사는 주요 동향을 알고 있어야 한다. 이 장에서는 통합, 공동 생산, 다양한 전문직관, 그리고 질병예방에 초점을 맞추었다.
  - 많은 요소를 조합함으로써 정책에 영향을 줄 수 있다. 자신의 의견을 말할 때까지 자신의 주장을 연구하고 끈기 있게 주장하면서 본인의 목소리를 찾고 그 후 의사소통할 수 있는 채널을 찾아야 한다.

FURTHER RESOURCES

- These websites take you to the four UK country government websites for health. (If you are using this book outside of the UK, you will have your own country's website which you can access.)
- Scotland: www.gov.scot/Topics/Health/About/Structure
- England: www.gov.uk/government/organisations/department-of-health
- Wales: http://gov.wales/topics/health/?lang=en
- Northern Ireland: www.health-ni.gov.uk/

참고문헌

01 Aiken, L. et al. (2014). 'Nurse staffing and education and hospital mortality in nine European countries: a retrospective observational study'. The Lancet, 383: 1824-30.

02 Allen, D. (2014). The Invisible Work of Nurses: Hospitals, Organisation and Healthcare. London: Routledge.

03 Buchan, J. and Seccombe, I. (2012). Overstretched. Under-resourced. The UK Nursing Labour Market Review 2012. London: RCN. [Online] Available at www.rcn.org.uk/professionaldevelopment/publications/pub-004332. Accessed 30/05/16.

04 Department of Health (2012). Liberating the NHS: No Decision about Me, without Me. [Online] Available at http://webarchive.nationalarchives.gov.uk/+/www.dh.gov.uk/en/consultations/liveconsultations/dh_134221. Accessed 14/07/15.

05 Department of Health (2013). Patients First and Foremost: The Initial Government Response to the Report of the Mid Staffordshire NHS Foundation Trust Public Inquiry. London: DoH.

06 Department of Health (2014). Jeremy Hunt: Message to NHS Staff One Year on from Francis Report. [Online] Available at www.gov.uk/government/speeches/jeremy-hunt-message-to-nhsstaff-one-year-on-from-francis-report. Accessed 14/07/15.

07 Francis, R. (2013a). Report of the Mid Staffordshire NHS Foundation Trust Public Inquiry, Executive Summary. London: TSO, p.106.

08 Francis, R. (2013b). Report of the Mid Staffordshire NHS Foundation Trust Public Inquiry, Vol. 3. [Online] Available at http://webarchive.nationalarchives.gov.uk/20150407084003/www.midstaffspublicinquiry.com/sites/default/files/report/Volume%203.pdf. Accessed 14/07/15.

09 Glasby, J. and Dickinson, H. (2014). Partnership Working in Health and Social Care. Bristol: Policy Press.

10 'Grumbling Appendix' blog (2014, 29 April). '(W(h)ither Compassion?'. [Online] Available at https://grumblingappendix.wordpress.com/2014/04/29/whither-compassion. Accessed 14/07/15.

11 Health Policy Insight (2010). Editor's blog Thursday, 18 November: 'NHS CE Sir David Nicholson's speech to the NHS Alliance Conference'. [Online] Available at www.healthpolicyinsight.com/?q=node/858. Accessed 14/07/15.

12 Kirkup, B. (2015). Report of the Morecambe Bay Investigation. London: TSO, p.7.

13 NHS England (2014). Five Year Forward View. [Online] Available at www.england.nhs.uk/wp-content/uploads/2014/10/5yfv-web.pdf. Accessed 14/07/15.

14 National Institute for Health and Care Excellence (2014). Safe Staffing for Nursing in Adult Inpatient Wards in Acute Hospitals. [Online] Available at www.nice.org.uk/guidance/sg1. Accessed 14/07/15.

15 Nursing and Midwifery Council (2010). Standards for Competence for Registered Nurses. London: NMC.

16 Nursing and Midwifery Council (2014). Code Evidence Report. [Online] Available at www.nmc.org.uk/globalassets/sitedocuments/consultations/2014/code-evidence-report.pdf. Accessed 04/07/15.

17 Nursing and Midwifery Council (2015). The Code: Professional Standards of Practice and Behaviour for Nurses and Midwives. London: NMC.

18 Scottish Government (2011). Achieving Sustainable Quality in Scotland's Healthcare: A '20:20'Vision.

19 Smith, C.M. (2013). 'Origin and uses of primum non nocere . above all, do no harm!'. The Journal of Clinical Pharmacology, 45(4): 371.7. [Online] Available at http://onlinelibrary.wiley.com/doi/10.1177/0091270004273680/abstract. Accessed 14/07/15.

3부

간호리더십의 적용

서론

이 장에서는 전통적 리더십이나 멘토링과는 다른 코칭 접근법에 대해 알아본다. 상호연결 가치를 강조하는 코칭 기술은 간호전문직에서도 중요하다. 환자에 대한 경청, 다른 구성원에 대한 평가, 환자와 간병인 및 동료에게 관심을 집중하는 코칭 기술은 간호실무에 매우 중요하다. 여기서는 코칭의 개념과 기본 형식을 제시하고, 코칭에서의 다양한 기술을 개발하기 위해 필요한 핵심 기술과 기법을 소개하며, 몇 가지 시나리오와 활동을 제시한다. 다양한 보건의료환경에 적용되는 코칭 기술은 간호 및 학제 간 전문적 팀의 구성원에게 도움이 될 뿐만 아니라 대상자/가족과 상호작용하는 간호사에게 매우 유용하다(Byrne, 2007). 간호에 요구되는 리더십은 스스로 자기를 성찰하고 반성적이며, 대상자가 간호사를 존경할 수 있도록 다양한 기술을 적극적으로 보여 주는 간호사가 되는 것이다. 간호학생은 코칭 기술을 배우고 사용하여 실무에서 개인적으로 그리고 전문적으로 발전할 수 있다.

코칭 역사와 개념

1) 코칭의 역사

'코칭(coaching)'의 어원은 1500년경 헝가리의 도시 콕스(Kocs)의 말 네 마리가 이끄는 마차 '콕시(Kocsi)'에서 유래했다. 1840년에 영국에서는 개인지도교사(tutor)의 별명으로 코치라는 말을 사용했고, 1880년경에는 운동에 적용하여 운동선수를 훈련하는 사람을 코치라고 부르게 되었다. 그러므로 일반적으로 스포츠 코치-팀과 함께 일하는 축구코치 또는 선수 그룹과 함께 일하는 운동코치-에 익숙할 것이다. 1980년대 초에 재무 플래너인 토마스 레오나드(Leonard T. J.)는 재무관리를 받으러 온 코치이에게 재무상담뿐 아니라 코치이의 현재와 미래까지도 상담해 주고 코치이가 원하는 것을 도와주었는데, 고객 중 한 사람이 레오나드가 코치의 역할을 하고 있다고 일깨워 주었다(정진우, 2005). 레오나드는 1992년 최고의 전문교육기관인 코치유(Coach U)를 설립했고, 이후 국제코치연맹(International Coach Federation, ICF)과 국제코치협회(International Association of Coaching, IAC)를 설립했다.

2) 코칭의 개념

코칭의 정의는 관점, 의도된 대상자, 목표 그리고 분야에 따라 달라진다. 또한 코칭의 정의 및 프로세스에 대해서도 다양한 견해가 있다(Carey et al., 2011). 코칭의 정의를 관점별로 보면 코치, 코치이, 성과(목표), 역량, 학습, 관계, 의사소통으로 구분할 수 있다(이선화, 2018).

코치(coach)의 관점에서 코칭은 주로 코치의 역할을 설명하며, 코치는 구성원의 목표와 성과를 달성할 수 있도록 영향력을 발휘하고 지원해 주는 것이다. 코치이(coachee)의 관점에서 코칭은 코치이가 잠재력을 발견, 개발, 발휘하고 자아실현을 할 수 있도록 구체적인 도구와 기술로 돕는 것이다. 성과와 목표 관점에서 코칭은 코치이가 성과를 달성할 수 있도록 격려, 지지, 피드백을 해 주는 과정이다. 역량의 관점에서는 코치이가 스스로 자신의 기술과 역량을 향상시킬 수 있도록 지원하는 과정이며, 학습 관점에서는 코치이가 학습을 통해 자신의 잠재력을 발휘하고, 스스로 업무를 처리할 수 있도록 교육을 통해 역량을 높이고, 나아가 목표관리, 성과 향상까지 도와주는 효과적인 교육방법이다. 관계 관점에서 코칭은 코치와 코치이의 일대일 관계를 바탕으로 코치이가 잠재력을 발휘하여 수행을 향상시킬 수 있도록 도와주는 과정이다. 의사소통의 관점에서는 코치가 코치이의

표 10-1 코칭의 정의

관점	학자	정의
코치	Heslin 등(2006), Richard(1994)	코치는 구성원의 목표와 성과를 달성할 수 있도록 영향력을 발휘하고 지원해 주는 것
코치이	Whitmore(2002)	코치이가 잠재력을 발견, 개발, 발휘할 수 있고 자아실현을 할 수 있도록 구체적인 도구와 기술로 돕는 것
성과와 목표	Hunt & Weintraub(2002), Parsloe & Wary(2000)	코치이가 성과를 달성할 수 있도록 격려, 지지, 피드백을 해 주는 과정
역량	Grant & Stober(2006)	코치이가 스스로 자신의 기술과 역량이 향상될 수 있도록 지원하는 과정
학습	Lawler & Porter(1967), Mcnall & Lukens (2006), Srivastava 등(2006)	코치이가 학습을 통해 자신의 잠재력을 발휘하고, 스스로 업무를 처리할 수 있도록 교육을 통해 역량을 높이고, 나아가 목표 관리, 성과 향상까지 도움을 주는 효과적인 교육방법
관계	Evered & Selman(1989)	코치와 코치이의 일대일 관계를 바탕으로 코치이가 잠재력을 발휘하여 수행을 향상시킬 수 있도록 도와주는 과정
의사소통	Stowell(1986). 김진수(2012)	코치가 코치이의 잠재력을 발굴하고 역량을 끌어올리는 것을 돕고 행동을 촉진하도록 대화를 통해서 도와주는 것

출처: 이선화(2018)

잠재력을 발굴하고 역량을 끌어 올리는 것을 돕고 행동을 촉진하도록 대화를 통해서 도와주는 것이다.

지금까지 설명한 코칭의 개념을 정리하면 표 10-1과 같다.

코칭은 때때로 특정 영역이나 목표에 중점을 두기도 하지만, 본질적으로 성과 향상과 관련이 있다고 볼 수 있다. 위트모어(Whitmore, 2009)는 코칭을 사람들이 자신의 성과를 극대화하려고 잠재력을 열고 있는 것으로 보고, 이것은 가르치는 것보다 배우는 것이 도움이 된다고 하였다.

햄린 등(Hamlin et al., 2008)은 조직인적자원 개발기법 중 하나로 코칭이 효과적이라고 제안하며 조직 내에서 이루어지는 관리자 코칭이 조직의 성과 향상뿐만 아니라 조직구성원 스스로 성장과 변화를 할 수 있도록 돕는 기법이라고 주장하였다.

3) 코칭의 유사개념

코칭의 정확한 이해를 위해 코칭과 유사한 개념을 살펴볼 필요가 있다. 유사개념으로 멘토링(mentoring), 카운셀링(counseling), 컨설팅(consulting), 티칭(teaching), 트레이닝(training) 등이 있다.

코칭과 멘토링은 모두 일대일 관계를 가지며, 변화와 진보에 초점을 두는 성장지향적인 관계이다. 서로 유사한 것처럼 보이지만, 멘토링은 학습자에게 기술과 정보와 안목을 갖게 하는 데 더욱 비중을 두고, 코칭은 사람들이 어떻게 성장하고 변화되는지에 대한 기본적인 원리들을 삶의 모든 영역에 적용하는 데 중점을 둔다. 멘토링은 멘토와 멘티가 수직적이고 일방적인 관계지만 코칭은 서로 동등한 관계로 생각한다.

일반적으로 카운슬링은 상담으로, 심리학적인 기술과 교양을 말하며 상담하는 사람을 카운슬러라고 한다. 문제를 가지고 찾아온 내담자와 대화를 통해 상담자가 문제해결에 대한 조언을 해 주거나, 내담자 자신이 문제를 해결하도록 인격적 발달을 돕는 사람이다. 카운슬링은 과거의 문제로 상처받은 사람들을 돕고 치료하는 일에 초점을 두는 반면, 코칭은 기본적으로 건강한 상태에 있으면서 성장과 변화의 동기를 가진 사람들을 위한 것이다.

컨설팅이란 전문지식을 가진 사람이 상담과 자문에 응해 상황을 듣고 분석해 대안을 제시하는 것이다. 즉 컨설턴트는 내담자를 향해 방향을 가르쳐 주고, 어떤 행동을 취해야 할지를 제시하고 인도하는 역할을 한다. 컨설팅이 특정한 문제에 대해 전문가의 조언과 답을 제공하는 데 집중하는 반면, 코칭은 코치이에게 새로운 각도에서 문제를 보고 질문을 통해 자신의 해결책을 개발하도록 돕는다.

티칭이란 가르치는 것으로, 주로 지식을 전달한다. 티칭의 주요 내용이 지식전달인 데 비해 코칭의 주요 내용은 인격과 일에 관한 기술을 개발하고 발전시키는 것이다.

트레이닝은 목표를 정해 목표를 달성하기까지 인간의 신체를 반복적으로 움직여 습관이 되게 해서 감각적으로 강하게 만드는 것이다. 그리고 트레이닝은 인간의 신체뿐 아니라 특정한 기술을 연마하고 정신적으로 사고하도록 하는 훈련에도 적용된다. 코칭은 인간의 신체보다는 전반적인 능력에 집중하며 인격 발달과 함께 특정한 일을 잘하도록 인간관계의 기술을 개발한다. 즉 트레이닝은 잠재력을 길러 주는 것이지만 코칭은 잠재된 능력을 발견하는 것이다(정진우, 2005).

코칭은 현재 상황을 이해하고, 목표를 확인하며, 조치를 탐색하고, 바라는 결과를 이루기 위한 조치를 검토하여 개인 사이의 상호작용을 제공한다. 물론 이러한 요소는 코치의 듣고 질문하기를 포함하여 많은 기능 또는 속성에 의해 지원된다. 듣고 질문하기는 개인(환자/가족/팀원)이 상황을 탐색하고 특정 상황 내에서 취해야 할 다음 단계를 스스로 확인할 수 있도록 돕는다. 이러한 접근법은 학습에 대한 구성주의적 접근법에서 나온다(Papert, 1990).

코칭 접근법의 장점은 개인이 미래의 다양한 상황에 적용할 수 있도록 임파워먼트, 자기자각 및 더 깊은 통찰력을 지원한다는 것이다. 환자간호 관점에서 이것들은 간호의 기본적 속성으로 볼 수 있으며, 코칭 접근법이 간호업무 환경에 점차 통합되고 있다(Clutterbuck, 2003).

동료와의 상황에서 코칭 리더십 접근법은 동료가 스스로 해결책을 인식하도록 돕는 것이다. 이 접근법은 주어진 방법을 제시하는 것보다 시간이 오래 걸릴 수도 있으며 실제로 코칭 접근법을 채택할 수 없는 다양한 장벽이 있을 수도 있다. 하지만 동료와 부하가 미래에 스스로 문제를 더 잘 해결할 수 있게 한다는 점에서 간호리더에게 코칭 리더십을 제안한다.

코칭하는 리더가 되려면 이를 뒷받침하는 기술에 대한 투자가 필요하다. 이러한 기술과 기법은 여러 다른 업무환경이나 상황에 효과적으로 사용될 수 있다. 특히 회의에서 문제에 대해 토론할 때 적극적 청취 및 탐색 옵션을 사용할 수 있으며, 더 나은 해결책이 나오도록 유도할 수 있다.

활동 10.1

지금까지 읽은 내용을 잠시 생각해 본다. 자신이 새 직장에서 면담을 하고 있으며 다음과 같은 질문을 받는다고 상상해 본다.

- 코칭 접근법이 무엇인지 어떻게 설명할 수 있는가?
- 팀원 중 한 명을 코칭한다면 자신과 그들에게 어떤 이점이 있는가?
- 코칭 접근법을 환자간호에 적용할 수 있는가?

코칭 모델

CLEAR 모델

여기서는 강력한 코칭 모델을 소개한다. CLEAR 모델의 목적은 팀원 및 동료와 대화를 통하여 인격적이며 생산적으로 협업할 수 있는 환경을 조성하고 환자와의 상호작용을 증진시키도록 돕는 것이다. 피터 호킨스(Peter Hawkins) 교수와 그의 동료들은 1980년대 초 CLEAR 모델을 개발했다(그림 10.1; Hawkins and Smith, 2006).

모델을 보면 각 단계에 시계방향과 정중앙을 통해 서로 연결되는 화살표들이 보인다. CLEAR는 일반적인 선형 프로세스가 아니며, 처음부터 시작하여 차례로 각 단계를 수행할 수 있다. 이 모델은 유동적이고 반응적이다. 또한 매 순간 상호작용하는 개인의 요구와 관심에 따라 단계 사이를 앞뒤로 이동할 수도 있다. 다른 코칭 모델에 비해 CLEAR 모델의 장점은 경청과 계약의 중요성을 분명히 강조한다는 것이다.

활동 10.2

- 파트너와 협력해야 하는 상황에 코칭 접근법을 채택하여 이 모델의 과정과 기술을 연습해 본다. 함께 일할 동료에 대해 생각해 본다. 예로, 동료 간호학생에게 코칭 파트너십을 적용할 수 있다.
- CLEAR 모델 단계를 연습하기 위해 한 시간 반 정도의 시간을 비워둔다.
- 준비가 되었다면 다음은 CLEAR 모델의 각 단계를 간략하게 설명해 본다. 그 다음은 각 단계의 중점사항을 설명하고, 코칭 대화를 위한 즉각적인 답변이 가능하도록 예시를 제공한다.

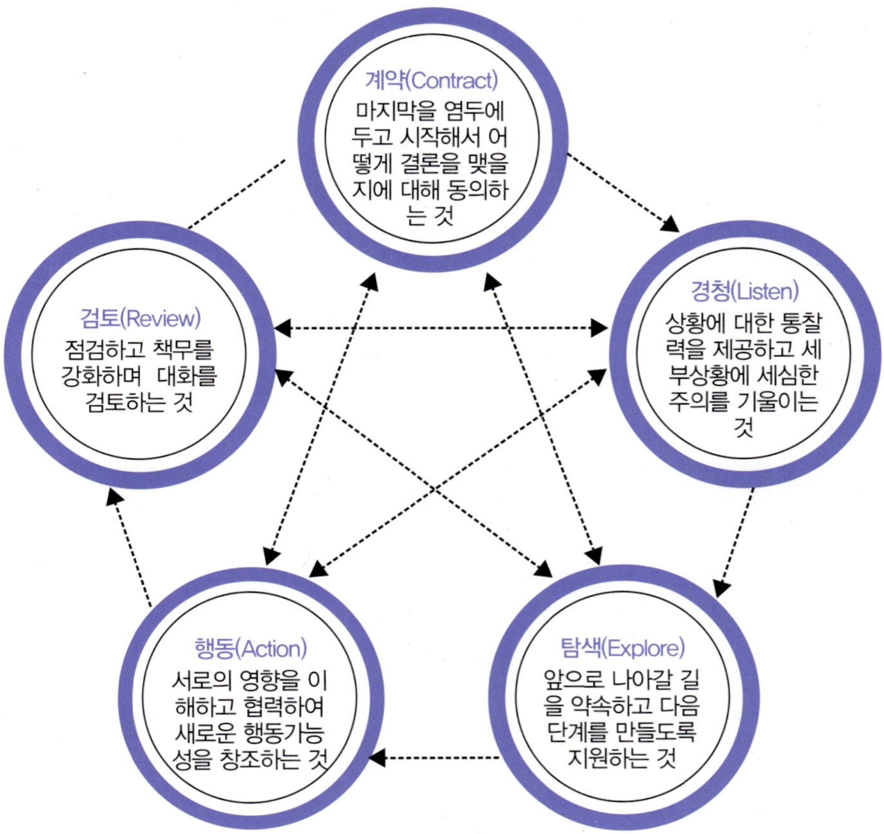

그림 10.1 CLEAR 모델

(1) CLEAR 단계

CLEAR 모델의 단계는 구조화된 코칭 접근법을 제공하도록 설계되었다. 모델의 각 단계에 대한 자세한 설명과 일부 가능한 질문이나 접근법을 제시한다.

① 계약(Contract) 단계

마지막을 염두에 두고 시작해서 어떻게 결론을 맺을지에 대해 동의하는 것이다.

정보상자 10.1 연습해 볼 수 있는 질문

- 오늘 무엇에 대해 이야기하고 싶은가?
- 대화에서 무엇을 달성하고 싶은가?
- 특히 무엇에 집중하고 싶은가?
- 우리 대화를 성공시킬 수 있는 것은 무엇인가?
- 우리는 어떻게 협력할 것인가?
- 어떻게 하는 것이 서로에게 가장 유용할 수 있는가?

회의, 프로젝트 또는 업무관계를 시작하기 전에 서로의 요구와 기대를 이해하도록 확고한 토대를 구축해야 한다. 서로에 대한 이해가 부족할 경우 프로젝트나 관계형성에 실패할 수 있으므로 계약 단계를 서두르지 않도록 한다.

간호에 이 접근방법을 시도하면 환자나 직원에게 자신에 대한 자신감을 심어 주고 그들이 서로의 가치를 느끼도록 돕는 데 효과적이다. 적용할 수 있는 상황의 예로는 나쁜 소식을 전달할 때, 특정 주제를 토론하기 위해 환자와 시간을 보낼 때, 고객을 처음 만날 때, 간호팀원과 함께 일할 때 등이 있다.

② 경청(Listen) 단계

경청은 CLEAR 모델의 핵심 구성요소이며 상황에 대한 통찰력을 제공하는 데 중점을 둔다. 경청은 환자/고객 또는 직원의 세부사항에 세심한 주의를 기울이는 기술이다.

정보상자 10.2 '경청' 질문의 예시

- 더 자세히 말해주십시오.
- 무엇을 더 추가하고 싶은가?
- 다른 사람들은 그 상황을 어떻게 보는가?
- 내가 들은 바로는 …
- 나는 그것을 인지하고 있다 …
- 내가 들은 것의 관계는 …

그러나 경청기술을 적용할 때 이야기에 지나치게 매료되지 않도록 주의해야 한다. 경청의 목적은 상황의 세부사항을 이해하는 것이 아니라 상호작용하는 사람이 자신의 상황을 듣고 자신의 상황에 대해 더 많이 이해할 수 있도록 돕는 것이다.

③ 탐색(Explore) 단계

CLEAR 모델의 탐색 단계는 응용 프로그램의 핵심단계이다. 주어진 상황이 개인에게 미치는 영향을 이해하고 협력하여 새로운 행동 가능성을 창조하도록 도울 수 있다. 다양한 간호 시나리오에 대한 적절한 탐색은 간호사-환자 또는 간호사-팀과의 상호작용을 촉진할 수 있다.

정보상자 10.3 '탐색' 질문의 예시

감정을 탐색하고 싶을 때:
- 그것에 대해 어떻게 생각하는가?
- 어떤 가정들이 방해가 되는가?

관찰 내용을 다시 반영할 때:
- 이것을 통해 자신에게 무슨 일이 일어났는가?
- 나는 …을 알게 된다.

환자 또는 팀원을 위해 고려해야 할 몇 가지 대안을 제안할 때:
- 자신이 할 수 있는 … 다섯 가지를 생각해 보시오.
- 누가 자신을 도와줄 수 있는가?

어떤 질문이라도 칭찬하는 것이 중요하다. 관심을 가지고 객관적으로 듣고 생각하며 그들이 해결하고자 했던 문제가 옳았다는 것을 확신하도록 도와야 한다. 간호실무에 적용할 때는 '현존하는 문제'가 바로 해결해야 할 문제인지 아니면 광범위하게 더 깊이 고민해야 할 문제인지를 고려한다.

④ 행동(Action) 단계

행동은 앞으로 나아갈 길을 약속하고 다음 단계를 만들도록 지원하는 것이다. 환자 중심의 간호환경에서 행동은 CLEAR 모델을 완성하는 데 중요한 단계이다.

정보상자 10.4 '행동' 질문의 예시

- 가능한 각 행동의 장단점은 무엇인가?
- 성공 확률을 크게 높이기 위해 무엇을 하겠는가?
- 누가 참여하고, 누가 상담 받거나 또는 누가 정보를 필요로 하는가?
- 가장 먼저 취해야 할 단계는 무엇인가?
- 무엇을 말할 것인가? 지금 연습합시다 …
- 정확히 언제 그렇게 할 것인가?

처음에는 미비할 수 있지만 간호사가 하고 있는 토론이나 상호작용은 앞으로 나아갈 수 있는 능력을 촉진하는 방법이므로, 구체적이며 자신감을 갖도록 도와 단계를 우선 시도하도록 하는 것이 중요하다.

⑤ 검토(Review) 단계

CLEAR 모델의 마지막 단계는 점검하고 책무를 강화하며 대화를 검토하는 것이다. 상호작용의 단계가 개인의 요구를 해결했는지 확인하는 것이 핵심이다.

정보상자 10.5 '검토' 질문의 예시

- 다음에 무엇을 할 것인가?
- 지금 더 명확해진 것은 무엇인가?
- 무엇을 배웠는가?
- 서로에게 어떤 피드백이 있는가?
- 진행과정을 언제, 어떻게 검토할 것인가?

CLEAR 모델을 적용할 때는 앞뒤로 살펴보고, 세부사항에 대해서는 한 발 물러서서 자기반성을 하는 것이 중요하다. CLEAR 모델은 5단계로 구성된다. 간호에 대한 적용은 아직까지 제한적이지만 환자 중심 간호에 중요한 기여를 할 것이다. CLEAR 모델은 간호사에게 의사소통기술, 청취 및 집중된 상호작용을 계획적이고 전문적인 방식으로 개발할 수 있도록 하나의 틀이 될 수 있다. 처음에는 어색할 수도 있지만 실무에 집중하면 경청과 관심을 제공하는 구조화된 환경을 제공할 것이다. 이제는 지금까지 배운 것을 연습해 본다.

활동 10.3

CLEAR 모델 연습과정

- 상대에게 함께 연습하기를 부탁한다.
- 만나기 전에, 자신이 겪은 도전이나 기회를 미리 확인하고 상대에게 그렇게 하도록 요청한다. 이런 대화는 생각할 수 있는 시간을 제공하고 다음에 해야 할 일을 해결하는 데 도움이 된다.
- 상대를 만났을 때 누가 코치가 되고 누가 코치이가 될 것인지 정하고 30분 알람을 설정한다.
- 알람이 울리면 역할을 바꾸고 위 과정을 다시 시작한다. 정해진 30분이 지난 후 5분 동안 경고음을 설정할 수 있다.
- CLEAR 과정을 따른다. 협력하는 방법에 대한 계약을 시작하고, 상대의 생각에 경청하고, 탐색 및 행동 단계로 이동하여 통찰력을 심화시키고 처음의 단계를 확인한다. 마지막은 검토로 완료한다.

가장 효과적인 대화는 코치이의 요구와 관심에 따라 CLEAR 단계 사이에서 유동적으로 움직이는 것이다. 예를 들어, 경청 단계에서 대화를 통해 코치이의 생각을 탐구한 후 코치이가 원하는 결과를 위해 다시 계약 단계로 돌아갈 수도 있다. 또는 행동 단계로 움직이기 전에 코치이가 더 생각할 필요가 있다고 여기면 다시 경청 단계로 돌아갈 수도 있다.

이러한 연습과정이 끝날 때에는 검토시간을 가지는 것이 중요하다. CLEAR 모델 연습의 경험에 대해 토론할 때, 다음 질문을 함께 검토하고 반영하는 것이 도움이 될 수 있다.

- CLEAR 과정 사용으로 유용한 점과 보상은 무엇인가?
- CLEAR 과정을 사용할 때 이상하거나 어려운 것은 무엇인가?
- 다음에 할 것은 무엇이며, 어떻게 다르게 할 것인가?
- 결정적으로, 이 과정과 기술이 자신의 리더십에 어떤 영향을 주었는가?

(2) CLEAR 접근법 채택

이 모델을 'CLEAR'라고 정한 것은 코칭 대화의 단계를 명확하고 생각과 행동을 명확하게 하도록 돕기 위해서이다. 코칭 접근법을 선택하도록 마음먹기까지는 시간이 많이 걸린다. 하지만 커피타임 같은 짧은 시간의 대화도 다음과 같이 구성할 수 있다. 예를 들면:

C : 지금 무엇이 유용한가?

L : 그것에 대해 가장 중요한 세 가지를 말해 본다.

E : 기분은 어떤가? 무엇을 할 수 있는가?

A : 언제 무엇을 할 예정인가?

R : 이 대화에서 무엇을 삭제해야 하는가?

항상 CLEAR 과정을 마음에 두고, 상호작용이 필요한 간호사의 일상적인 실무에 적용할 것을 제안한다. 이는 진보된 리더로서 전문적이고 구조화된 의사소통기술을 개발할 수 있도록 도울 것이다. CLEAR 과정에 익숙해지면 협력해야 하는 간호학생이나 멘토와 공유해 본다. 일대일 또는 그룹으로 토론하여 실무에서 발생하는 쟁점이나 문제점의 해결책을 찾을 때 자신의 생각을 더 잘 도울 수 있다. 졸업 후 자격을 갖춘 간호사가 되어 팀을 이끌 때 간호리더는 팀원이 자신의 능력을 스스로 개발하고, 독립적이고 창의적으로 생각하도록 하며, 업무에 대해 책임감을 가지도록 도울 수 있다. 팀 구성원이 CLEAR 과정에 더 많이 참여할수록 동기부여가 더욱 강해지고, 독립적이 되고, 숙련될 것이다. 또한 더 나은 성과와 생산성을 이끌어 냄으로써 모두에게 윈윈(win-win) 전략이 될 것이다.

경청, 깊은 사고

코칭 접근법에서 청취와 사고의 기술은 높은 수준으로 연습하는 것이 중요하다. 동료나 친구에게 줄 수 있는 가장 큰 선물 중 하나는 그들과 함께 있고 함께 생각하며 진정으로 들을 수 있는 시간을 갖는 것이다. 단순히 함께 있는 것은 쉬운 일이지만, 실제로 함께하며 세심한 주의를 기울이고 경청하는 것은 쉽지 않다. 여기에는 사고하는 기술, 집중력, 의지가 필요하다. 자전거를 타고 있을 때 누군가가 자전거 바퀴살 사이에 막대기를 찌르면 어떻게 될지 상상해 보자. 이것은 예상치 못한 결과와 함께 가는 길을 막을 것이다. 대화의 중단도 같다. 낸시 클레인(Nancy Kline, 2010)이 말했듯이, “우리가 너무 빨리 끼어들면 참신하고 최고의 독립적인 사고과정이 중단될 수 있다”.

활동 10.4

- 이 활동을 '2가지 위반'라고 부른다. 여기서 해야 할 일은 좋아하는 노래를 흥얼거리는 것이다. 흥얼거리면서 지난밤에 시청한 TV 프로그램의 테마 곡을 기억해 본다.

불가능한가? 제공하고자 하는 조언에 대해 생각하면서 누군가의 문제에 대한 이야기를 듣는 것은 다른 곡이 연주되는 동안 먼저 곡을 회상하려고 하는 것과 같다. 그것은 놀라운 생각이지만, 아무것도 하지 않는 것처럼 보임으로써 코치이가 더 많은 것을 성취하도록 도울 수 있다. 코치의 세심한 배려는 코치이의 사고를 위한 촉매제가 된다. 그렇다고 간단히 쉽다고 착각해서는 안 된다. 조언하고 싶은 유혹을 포기하면서, 세심하고 집중적인 경청을 하기는 어렵지만, 이는 매우 훌륭하고 효과적이다. 경청하고 사고하는 기술을 개발할 때는 신뢰할 수 있는 동료나 동기와 연습하는 시간이 필요하다.

활동 10.5

CLEAR 모델을 연습할 파트너를 만나서 이번에는 듣기에 중점을 둔다. 낸시 클레인의 사고 파트너십 접근법을 기반으로 한 '짝궁 사고법(Thinking Pair)' 실습을 시도해 본다(Kline, 1999).

- 서로 5분 동안은 방해하지 않고 생각하는 시간을 주는 데 동의한다.
- 타이머를 설정하고 파트너에게 질문한다. '당신의 생각은 무엇인가?'
- 편히 자리를 잡고 경청하면서 파트너를 직접 본다. 자신의 관여가 방해될 수 있으므로 상대가 말하는 것에 대해서만 생각한다.
- 일시중지는 될 수 있지만 끼어들고 싶은 유혹을 참고 조용히 생각한다.

활동 10.5

- '사고의 물결'이 끝났을 때 파트너는 어떤 식으로든 말할 것이다. 예로, '그렇습니다', '끝났어요', '다른 생각은 할 수 없어요' 등과 같이 말할 것이다.
- 그 다음은 질문을 한다: '더 생각하거나 느끼거나 말하고 싶은 것은 무엇인가?'
- 그러면 그들은 실제로 말할 것이고 생각하고 스스로 문제점을 발견하고 결정해야 할 것이 더 많다는 것을 알게 될 것이다. 이때 같은 질문을 여러 번 할 수도 있고 매번 새로운 생각이 떠오를 수도 있다.
- 알람이 울리면 역할을 바꾸어 본다.

이 활동은 공평한 경청기술을 개발하는 정말 효과적인 방법이다. 이 활동이 끝날 때 서로에게 감사한 점을 말하는 것도 좋다. 이것은 행동이 아니라 대화의 질에 관한 것이다. 예로, '나는 당신의 도전을 칭찬합니다', '당신의 명확한 생각을 칭찬합니다', '당신의 지지를 인정합니다'와 같이 칭찬을 하는 것은 코칭의 강한 기술이다.

활동 10.3의 짝궁 사고법 연습을 검토하는 데 다음 질문도 도움이 될 수 있다:

- 짝궁 사고법에 대해 어떻게 생각하고 어떻게 느끼는가?
- 현재 또는 미래에 자신의 팀에 짝궁 사고법을 어떻게 소개할 것인가?
- 함께 생각하기를 어떻게 계속할 것인가? 매주 연습하는 것이 좋다.

짝궁 사고법에서 사고하기, 청취하기 및 칭찬하기는 연습이 필요하다. 경험이 많아지면 상대에게 주는 시간을 10분 이상으로 늘릴 수 있다. 짝궁 사고법은 리더십 증진의 중요한 도구로 작용할 것이다. 동료 또는 동기와 이 기술을 발전시킨 것처럼 환자와의 상호작용에도 적용할 수 있다. CLEAR 과정은 경청 단계에 청취와 관찰이 모두 포함된다. 먼저, 코치가 '더 자세히 말해주십시오' 그리고 '추가할 내용은 무엇인가?'처럼 어떤 방해나 간섭 없이 코치이가 문제에 대해 말하도록 격려한다. 시간이 지남에 따라 코치이는 자신을 위해 이 시간을 사용할 것이다. 사실, 코치가 코치이의 생각을 소중하게 생각하고 스스로 대답을 잘 찾을 거라고 믿는다면 코치이는 시간을 갖고 스스로 문제를 해결해 나갈 것이다. 코치가 리더로서 모든 생각을 하지 않아도 되는 것이 얼마나 다행인가?!

경청의 중요성을 결코 과소평가하지 말기

효과적이고 존경받는 리더가 되면 모든 답, 예로 팀 구성원이나 환자가 원하는 대답, 능력에 부합되는 직급 또는 봉급을 받지 못한 것에 대한 대답을 줄 수 있다고 생각할 수 있다. 리더가 모든 답을 가지고 있지는 않지만 이제는 올바른 질문을 알고 있다.

이것은 정답만을 대답해야 하는 부담감에 해방감과 기회를 준다. 경청의 과정을 통해 스스로 알지 못했던 부분을 알 수 있으며 다른 사람이 나와 다르게 생각하고 있다는 것을 알 수 있게 해 준다. 리더가 모든 측면에서 전문가가 될 필요는 없지만 누군가에게 무언가를 스스로 언제 하도록 허락할지와 언제 말할지를 알기 위해서는 전문가가 되어야 한다.

팀원이 일반적인 지식이나 전문지식을 모르거나 위기에 처했거나 빠듯한 마감기한이 지났을 수도 있다. 어쩌면 무언가를 하는 올바른 방법이 하나뿐일 수도 있다. 이때는 직접적으로 말하거나 지시해야 할 때이다. 그러나 동료, 팀원 또는 환자가 배우고자 하고 창의적이며 답을 이해하길 원한다면 지시적이지 않아야 한다. 자신의 경험과 전문지식을 활용하고 스스로 답을 찾을 수 있도록 하여 사고를 촉진해야 한다. 코칭은 전적으로 비지시적 과정이다. 실제로 최고의 리더는 스펙트럼 전반에 걸쳐 유연하게 대처하며 모든 기술을 사용한다. 코칭의 개요: '코칭 스펙트럼'(Downey, 2003) 그림 10.2를 참조한다. 이는 다른 사람의 문제를 직접 해결하는 데 사용되는 지시문에서부터 스스로 자신의 해결책을 찾아내고 문제를 해결하는 데 도움이 되는 비지시적 문장의 스펙트럼을 보여준다.

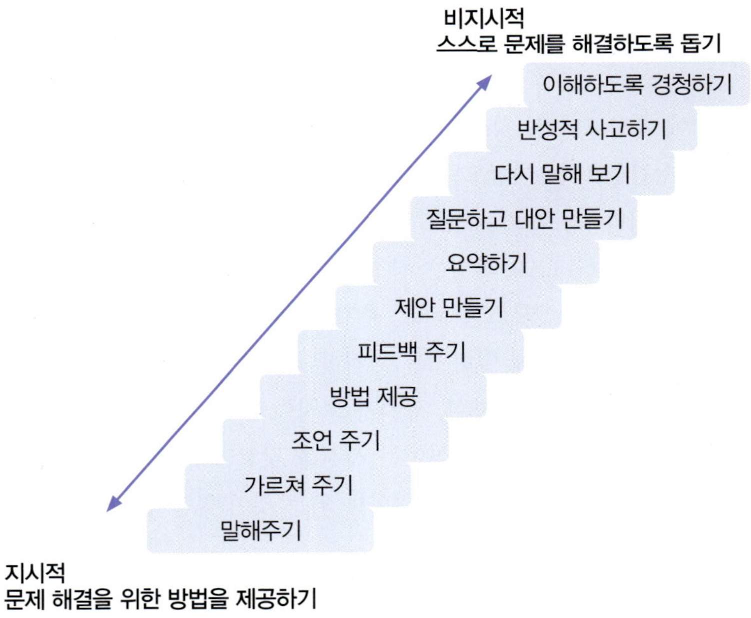

그림 10.2 코칭 스펙트럼

활동 10.6

- 이 활동을 '일치와 불일치'라고 부른다.
- 최근에 자신이 무엇을 해야 했는지, 어떻게 해야 했는지에 대해 이야기하고 자신의 느낌에 대해 생각해 본다. 기뻤는가, 아니면 화가 났는가? 자신은 지시에 따르는 것을 원하는가, 아니면 따르지 않기를 원하는가?
- 다음은 지시적인 말을 하지 않았다면 스스로 생각하거나 해결하는 방법을 알아 볼 수 있는 질문을 위한 시간을 가져 본다. 지원받거나 가능성을 경험했는가? 아니면 불안하고 혼란스러움을 경험했는가?

위의 부정적인 반응 중 하나 이상을 겪었을 경우에는 코칭 스펙트럼 지식이나 기술을 이해하지 못할 수도 있다. 그러나 자신이 이런 중재법에 대해 긍정적이라고 생각한다면 이 방법이 유용했음을 의미한다.

코칭 연속체는 지시적과 비지시적 행동과 기술에 대한 코치와 코치이의 행동과 동작을 세분화하여 설명한다(표 10.2, '코칭 연속체', Downey, 2003). 코칭 연속체를 통해 알 수 있듯이 코치이의 요구와 행동에 따라 코칭 중점과제가 달라지며, 이때 코치의 코칭 기술과 행동도 달라짐을 알 수 있다. 예를 들어 코치이가 어느 분야에 대한 지식과 경험이 부족한 경우 코치는 가르치기 코칭기술을 적용하고 직접 말하거나 설명해 준 뒤 코치이의

표 10-2 코칭 연속체

코치이의 요구	지식과 기술	기술과 신뢰	독립적 문제해결	지속적 학습과 지속적 향상
코치이의 행동	열광적이고 흥미로운	혼돈되거나 좌절되거나	자기 비판적, 주저하거나 지루하거나	자신감 있는
	지식, 기술 및 경험의 부족	약간의 지식, 기술 및 경험	할 수 있음	충분한 능력이 있음
	이끌리고 있음	다양한 약속을 가짐	가끔 자기-지식적임	독립적임
코칭 중점과제	코칭 기술	코칭 실행	코칭 개발	코칭 변혁
코칭 기술	가르치기	참여하기	촉진하기	임파워하기
코치의 행동	경청과 질문	경청과 질문	경청과 질문	경청과 질문
	말하기, 설명하기 및 체크하기	설명하기, 참여하기 및 격려하기	지지하고 협조하기	단언하고 도전하기
	피드백 주고받기	피드백 주고받기	피드백 주고받기	피드백 주고받기

행동을 체크하여 결과에 대해 피드백을 주고받아야 효과적이다. 하지만 코치이가 스스로 학습이 가능하여 독립적이고 충분한 능력을 가지고 있다면 코치는 코치이에게 도전적 과제를 주어 코치이가 변혁적 수준에 도달하도록 임파워하면 된다.

효과적인 코칭 리더가 되기 위해 가장 중요한 측면 중 하나는 특정 순간에 환자나 팀원의 요구가 무엇인지 구별하는 것이다. 그들과의 대화과정에서 코치이는 어떤 것에 대한 코치의 안내를 소중히 여기고 다른 것에 대해 스스로 생각할 수 있다. 예를 들어, 환자는 할 수 있는 한 건강을 유지하기 위해 먹어야 하는 음식의 종류를 알고 있다. 반면 특정 상황에 가장 적합한 결과를 얻기 위해 어떻게 운동하는 것이 가장 좋은지 모를 수 있다. 따라서 환자에게 관련 운동에 대해 이야기하면 안심하고 동기부여가 된다. 그러나 환자에게 무엇을 먹을 것인지 말하면 짜증내거나 못마땅해 할 수도 있으며, 시간만 낭비하고 학습에 대한 더 많은 몰입을 약화시킬 수도 있다.

또한 업무상황 안에서, 상호작용하는 개인의 기술과 경험에 따라 다른 접근법을 채택해야 할 수도 있다. 때로는 필요한 것이 무엇인지, 언제 필요한지를 결정하는 것이 어려울 수 있으므로 스스로 부담감을 버리고 직접 질문해 본다. 계약 단계의 일부분으로, 그리고 대화 전반에 걸쳐서 상호작용하는 개인에게 가장 도움이 되는 것을 직접 질문할 수 있다. 자신의 접근법에 대한 대상자의 행동과 반응에 적응해야 한다. 저항이나 불안감을 느낀다면, 그 순간에 더 자신감 있고 헌신적인 느낌을 주기 위해 상대방이 느끼는 감정, 방해가 되는 것, 그리고 자신에게 필요한 것이 무엇인지를 질문한다. 물론 개별 관리자가 되려면 자신이 하는 일과 성공에 대한 궁극적인 책임을 져야 한다.

따라서 대상자의 결정과 행동이 자신의 의견에 도움이 될 것이라고 생각하거나 특정 방식으로 수행해야 할 것이 확실하다면 방향을 제시하고 지시하는 것이 더 적절하고 필수적이다. 효과적인 리더는 주어진 상황이나 개인이 가진 지식과 기술 요구에 따라 코칭 스펙트럼을 상하로 조정할 수 있다.

다른 코칭 기술

1) PLACE 코칭

PLACE란 이 세상에서 나만이 가지고 있는 고유한 자리(my place)가 있다는 의미이다. 나만의 고유하고 독특한 성격과 경험, 재능, 능력 등이 있다는 뜻으로, 성격(personality), 재능(learning gifts), 능력(ability), 열정(connect passion/work), 경험(experience)에서 나온 이름이다. 나만이 가지고 있는 고유한 성격, 나의 고유한 재능, 나의 고유한 능력, 나의 고유한 열정, 그리고 나의 고유한 경험을 통해 나의 세계가 무엇인지 알아 나간다.

2) 파워 코칭

코치가 파워를 주는 것이 아니라, 코칭 관계가 파워를 주는 것이다. 코칭 관계는 다섯 가지 요소로 구성된다. 첫째는 코치 환경이다. 코치와 코치이는 약속한 대로 다양한 방법으로 서로 연락하며, 코치 환경은 코치이를 격려하고 후원하며 호기심을 자극하고, 창조성을 발휘할 수 있는 안전한 환경이어야 한다.

둘째는 비밀보장의 관계를 기반으로 코치이가 코칭을 통하여 변하겠다는 마음의 준비가 되어 있어야 한다. 이때 코치는 코치이에게 안정과 신뢰를 주고 코치이의 비밀을 보장하며, 코치이의 허락 없이는 그 어떤 것도 공개하지 않는다고 약속해야 한다.

셋째는 신뢰이다. 신뢰만이 코칭을 안전하고 확실하게 만든다.

넷째는 진실함으로 마음속에 있는 것을 정직하게 말할 수 있어야 한다. 보통 코치이는 자신의 진실을 보지 못할 수 있으므로 코치는 코치이를 가리고 있는 구름과 안개를 없애 주어야 한다. 코치이가 정직하기 위해서는 먼저 코치가 진실해야 한다.

다섯째는 공간이다. 코치와 코치이가 만나는 공간은 아무런 법칙도 없고 무엇이든 표현할 수 있는 공간이어야 한다. 코치이가 자신의 꿈과 아픔과 화와 불의 등 모든 것을 드러낼 수 있는 자리가 되어야 한다.

아시아코치센터의 파워코칭 기술도 다섯 가지 요소로 이루어져 있다. 첫째는 듣기이다. 여기에서의 듣기는 말하는 의도만 듣는 일반적인 듣기가 아닌 깊은 뿌리를 알고 그것과 관련된 것을 찾아내어 그것에 초점을 맞추는 초점듣기를 말한다.

둘째는 직관으로, 코치가 떠오르는 순간적인 영감을 통해 코치이의 문제를 파악하는 것이다. 직관은 코치이가 변하도록 긍정적인 환경을 깨닫게 하는 일이다.

셋째는 호기심으로 열린 질문을 던져 대화에 초청하고, 긍정적인 질문으로 변화를 인정하게 하여 스스로 배우며 함께 찾아가는 과정이다.

넷째는 행동함으로써 배우는 것이다. 코치이는 행동하면서 새로운 것을 발견하고 또 깊이 있게 배운다. 코치와 코치이는 상호 책임지는 행동을 해야 하며 그렇지 않으면 변화가 없다.

다섯째는 자기관리이다. 코치는 투명인간이 되어 코치이가 스타가 되도록 무대를 만들어 주는 것이다.

코칭은 간호의 새로운 접근법이 아니다. 다양한 환경과 다양한 코칭 접근법 사용에 대한 증거자료가 있다(Collins and Fillery−Travis, 2015; Mitchell et al., 2013; Williamson, 2009). 이 장에서는 경청과 사고의 기술을 중요시하는 코칭에 대한 접근법과 이러한 기술을 의미 있고 전문적인 방법으로 사용하도록 CLEAR 모델의 사용을 제안하였다. 경청은 새로운 기술이 아니며 훌륭한 환자간호에 중요하고 중심이 되는 부분이다(Wright, 2006). 코칭 접근법은 양질의 환자간호를 위해 중요하다.

요약

- 경청, 자기반성과 사고기술 능력은 우수한 간호와 호환된다.
- 구조화된 CLEAR 코칭 모델을 사용하면 환자, 직원 및 다른 사람들과의 상호작용에 집중할 수 있다.
- 요점의 강조만이 아닌 경청은 코칭에서 절대적으로 중요하며 연습이 필요한 기술이다.

FURTHER RESOURCES

- Kline, N. (2009) More Time to Think. Leeds: Fisher King Publishing.
- This book provides a further expansion from her original Time to Think book and is a useful source for developing your skills.

참고문헌

01 엘리자베트 하버라이트너 외/이영희 역(2002). 코칭리더십. 국일증권경제연구소.

02 이선화(2018). 병원간호사의 조직냉소주의가 조직시민행동에 미치는 영향: 코칭리더십과 이직경험의 조절효과를 중심으로.(The effect of organizational cynicism on organizational citizenship behavior for hospital nurses-focusing on the moderating effects of coaching leadership and turnover experience-). 카톨릭대학교 대학원 박사학위논문.

03 정진우(2005). 코칭리더십. 아시아코치센터.

04 Byrne, G. (2007). 'Guest Editorial: Unlocking the potential – coaching as a means to enhance leadership and role performance in nursing'. Journal of Clinical Nursing, 16(11): 1987–8.

05 Carey, W., Philippon, D. J., & Cummings, G. G. (2011). Coaching models for leadership development: An integrative review. Journal of Leadership Studies, 5(1), 51–69.

06 Clutterbuck, D. (2003). Creating a Coaching Climate. London: Clutterbuck Associates.

07 Collins, R. & Fillery-Travis, A. (2015). 'Transdisciplinary problems: the teams addressing them and their support through team coaching'. Chapter 3 in Gibbs, P. (Ed.) Transdisciplinary Professional Learning and Practice. Switzerland: Springer.

08 Downey, M. (2003). Effective Coaching: Lessons from the Coach's Coach. Florence, KY: Texere Publishing.

09 Hawkins, P. & Smith, N. (2006). Coaching, Mentoring and Organisational Consultancy. Berkshire: Open University Press, McGraw-Hill.

10 Hamlin, R. G., Ellinger, A. D., & Beattie, R. S. (2008). The emergent 'coaching industry': a wake-up call for HRD professionals. Human Resource Development International, 11(3), 287–305.

11 Heslin, P. A., Vandewalle, D., & Latham, G. P. (2006). KEEN TO HELP? MANAGERS'IMPLICIT PERSON THEORIES AND THEIR SUBSE QUENT EMPLOYEE COACHING. Personnel Psychology, 59(4), 871–902.

12 Kline, N. (1999). Time to Think. London: Cassell Illustrated.

13 Kline, N. (2010). What Happens in the Silence? The Real Art of Coaching. [Online] Available at www.timetothink.com/uploaded/BACP%20Speech%2017%20Ju.

14 Mitchell, G.J., Cross, N., Wilson, M., Biernacki, S., Wong, W., Adib, B. & Rush, D. (2013). 'Complexity and health coaching: synergies in nursing'. Nursing Research and Practice Annual, 2013 (Article ID 238620): 1 – 7.

15 Papert, S. (1990). 'An introduction to the 5th Anniversary collection'. In Harel, I. (Ed.) Constructionist Learning: A 5th Anniversary Collection of Papers. Cambridge, MA: MIT Media Laboratory.

16 Whitmore, J. (2009). Coaching for Performance: Growing Human Potential and Purpose – The Principles and Practice of Coaching and Leadership, 4th edition. London: Nicholas Brealey Publishing.

17 Williamson, C. (2009). 'Using life coaching techniques to enhance leadership skills in nursing'. Nursing Times, 105(8): 20 – 3.

18 Wright, S. (2006). 'The beauty of silence: deep listening is a key nursing skill that can be learned'. Nursing Standard, 20(50): 18 – 20.

11장 네트워킹과 리더십

학습목표

1. 리더십 맥락에서 네트워킹 이론을 설명한다.
2. 리더십 실무에 네트워킹 이론을 적용한다.

주요개념

- 네트워크, 소셜미디어

용어정의

- 네트워크(network): 어떠한 일이나 문제점을 처리하는 데 각 기관이 긴밀하게 연결되어 조직적이고 효율적으로 움직일 수 있도록 만든 체계
- 네트워킹(networking): 네트워크를 구성하는 것
- 소셜미디어(social media): 자신의 생각과 의견, 경험, 관점 등을 서로 공유하기 위해 사용하는 개방화된 온라인 상의 콘텐츠

서론

리더에게 네트워킹은 점점 더 중요해지고 있는 영역이다. 이 장에서는 네트워킹 이론, 그 적용에 대한 개요와 간호실무와의 연결을 살펴본다. 네트워킹 이론의 정리와 그 이론을 실무에 연관지어 네트워킹의 중요성, 즉 그것이 전문적인 실무와 전문직 발전에 가져다 줄 수 있는 점을 확인한다. 이는 네트워킹이라는 새로운 전략을 시도할 기회가 될 것이고, 이미 하고 있다면 개선할 기회도 될 것이다. 이 장의 주요 초점은 전문적인 네트워킹으로 성장하고 있는 분야인 소셜미디어에 맞춘다.

개별적으로 이미 다양한 소셜미디어 도구를 사용하고 있다면 소셜미디어 세계를 탐구할 때 유리할 것이다. 이 장은 네트워킹을 위한 소셜미디어 사용을 지지하고 자신 있게 도구를 사용할 수 있도록 전문적 관련 이슈에 초점을 둘 것이다.

리더십 맥락에서 네트워킹 이론

리더십의 맥락에서 네트워킹 이론은 무엇인가? 사회과학자들은 최근 세상을 이해하는 새로운 방법으로 '네트워크(network) 이론'을 개발했다(Baines and Hale, 2004). 기본적으로 네트워크는 정보, 아이디어, 선호도가 흘러가는 시스템 또는 회로를 말한다. 예를 들어, 사람들은 광고보다 오히려 네트워크 경로를 통해 새로운 것들을 알 수 있다. 이 이론은 사물 혹은 사람이 서로 연결되는 방법을 설명한다. 사람들에게 이러한 프레임워크(framework)가 적용될 때 이를 '사회적 네트워크 이론'이라 하고, 사람들이 갖는 상호작용이나 유대의 패턴을 알 수 있다.

대인 간의 의사소통이 중요한 간호전문직에서 간호나 치료활동의 주요한 전달수단으로서 네트워킹은 필수적이다. 네트워크 이론에 따르면 개인의 성공은 참여하는 네트워크와 직결된다고 하였다. 그러므로 리더십, 임상기술, 지식개발과 관련하여 네트워킹을 이해하고 고려하는 것은 임상 수행능력의 지속적인 개선과 실무경력 발전에 중요하다.

네트워킹(networking)은 동일하거나 유사한 이해관계, 목적을 가진 개인과 집단에게 지원시스템을 만드는 것으로, 개인이나 조직 내 · 외부 연결로 이러한 네트워크를 개발하여 사용할 수 있다. 요약하면 그것은 조력관계 구축을 통해 당면한 문제가 무엇이든 앞으로 나아갈 수 있게 지지하는 것이다. 예를 들면, 필요한 추가 자원 파악, 지식과 전문성 습득, 경력개발 기회 탐색에 도움이 될 수 있다.

던컨 와트(Duncan Watt, 2004)는 '6단계 분리이론'을 통해 많은 사람이 여섯 단계에 이르면 서로 연결된다고 하였다. 이것은 전문적인 네트워킹에 필요한 개인적인 접촉을 할 수 있도록 도와줄 수 있는 다른 사람과 연결된 사람을 이미 알고 있음을 의미한다. 따라서 누가 도와줄 수 있는지 알아내어 연락하면 된다.

그렇다면 네트워킹을 리더십에 어떻게 적용시킬 수 있는가? 임상간호사로서 생각해 보면 다양한 상황에서 환자나 동료를 대신하여 임상실무에서 리더십을 보여주거나, 신규간호사로 경력을 시작할 때조차도 가능하다. 예를 들어 감독을 받는 간호학생이 환자의 개별적인 치료요구 해결에 참여하거나, 환자에게 팀의 일원으로 의료서비스 전달을 제공하거나, 안전하지 않은 간호실무에 대해 소리 높여 부당성을 말하는 것도 포함될 것이다. 영국 간호 · 조산협의회 행동강령(The Nursing and Midwifery Council Code, 2015)에는 전문적 실무 표준을 충족하는 데 필요한 네트워크와 관련된 다수의 진술문이 있다(정보상자 11.1).

정보상자 11.1 **영국간호 · 조산협의회 행동강령에서 네트워킹**

효과적인 실무

- 8. 협조적으로 일한다.
  - 이를 달성하려면 다음을 수행해야 한다.
  - 8.2 동료와 효과적인 의사소통 유지하기
  - 8.6 정보를 공유하여 위험 식별하고 감소시키기
- 9. 돌봄을 받는 사람과 동료의 이익을 위해 자신의 기술, 지식, 경험을 공유한다.
- 이를 달성하려면 다음을 수행해야 한다.
  - 9.2 다양한 경로를 통해 피드백을 수집하고 반영하여 실무 및 성과를 개선하기
  - 9.4 전문적 역량과 자신감을 개발할 수 있게 학생 및 동료의 학습을 지원하여 전문성과 신뢰를 증진하기
- 20. 항상 전문직의 명예를 유지한다.
  - 20.1 강령에 명시된 전문직 표준과 가치를 준수하기
  - 20.7 개인적인 신념(정치적, 종교적 또는 도덕적 신념 포함)을 부적절한 방법으로 사람들에게 표현하지 않기
  - 20.8 학생과 신규 간호사·조산사가 닮기를 원하는 전문직의 롤 모델로 행동하기

그로스만과 발리가(Grossman and Valiga, 2013)에 따르면 네트워크는 연락처, 의뢰처, 정보, 지원, 피드백, 이해 및 공감 등을 제공하므로 리더의 역량개발에 필수이다. 또한 간호사가 전문직 정체성을 유지하고 조직이나 사회개혁을 향한 길을 모색할 때, 전문직 내 및 전문직 간 협업과 네트워킹은 핵심적인 도구이다. 그러므로 간호학생의 역할에서 한 사람으로, 전문가 그리고 리더로 성장하기 위해 조직 내 · 외적으로 자신의 전문 네트워크를 개발하고 함께 사용할 수 있어야 한다. 그리피(Griffey, 2009)는 네트워킹을 새로운 주도성 발휘에 연계된 리더의 기술로 간주하며, 나이가 들면서 네트워크는 정치인, 대학, 그리고 임원 동료, 서비스 사용자, 그리고 다른 영향력 있는 집단과 개인으로 확장될 것이라고 하였다.

개인은 동료와 함께 네트워크를 개발함으로써 네트워크에 참여하며 그 이후 비공식적 파워를 가지면서 권한을 부여받았다고 느낄 수 있다(Enterkin et al., 2013). 간호직 유지 의도는 임파워먼트, 직무 만족 및 직위와 긍정적인 관계가 있으며, 따라서 개인적 고립을 방지하고 리더 개발에 필수 메커니즘으로 지원하는 것은 네트워킹임을 알 수 있다.

마셜(Marshal, 2011)은 간호사 리더십 및 관리와 관련된 여러 이론과 모델을 훑어본 결과, 변혁적 리더십이 복잡한 서구 의료시스템 내에서 인기 있는 개념임을 알았다. 더불어 간호실무에서 미래의 도전과제로 변혁적 리더십이 임상 리더십의 가장 좋은 이론적 근

거임을 보여 주는 것이라 예측한다. 보건의료의 미래를 전망해 봤을 때 전문가 간 참여는 필수적이며, 다른 의료전문가와의 네트워킹도 미래 의료 분야의 리더십 개발과 근거를 마련하는 데 핵심이 될 것이다. 그러므로 간호리더의 중요한 자질 중 네트워킹과 협업은 미래지향적인 리더십 개발을 추진하는 데 필요한 기술이라 본다. 캐롤(Carroll, 2005)에 의해 확인된 간호리더의 자질은 다음과 같다(정보 상자 11.2).

정보상자 11.2 *간호리더의 중요한 자질*

- 개인적 성실성
- 전략적 비전
- 행동지향
- 팀 구축
- 의사소통
- 관리
- 기술적 역량
- 대인기술
- 개인의 생존기술과 특성

이러한 자질은 모두 네트워킹과 관련이 있다. 더불어 개인이 영향을 미쳐 변화하는 상황으로 만들어가는 데는 실무공동체(communities of practice)가 관건이라고 생각된다(Marshall, 2011).

세상의 변화는 한 번에 한 사람씩 일어나지 않는다. 변화는 어떤 공통원인에 대해 동의하는 사람들이 네트워크를 형성할 때 일어난다. 실무 커뮤니티는 이러한 네트워크로부터 진화하여, 결국 변화를 만들어 내는 새로운 시스템이 등장할 수 있게 작동한다. 리더 입장에서 새로 부상할 변화 동향을 알고 이를 활용하는 동력은 네트워크의 일부가 되었을 때 나타날 것이다. 실무 커뮤니티의 일부가 된다는 것은 같은 생각을 가진 사람들과 아이디어 공유와 토론을 통해 변화의 방향을 결정하게 하므로 지지적이고 협력적인 접근이다.

마침내 자신과 아주 밀접한 직업종사자뿐 아니라 보건의료 밖의 다른 사람까지도 포용하여 자신의 견해를 알리고 생각을 발전시키려면 네트워크를 확장하고 싶어 한다는 것을 깨닫게 된다. 새로운 집단에 대한 개인의 접촉은 에너지를 만들고, 아이디어를 창출하며 더욱 성취감 있고 생산적으로 일을 만들 것이기 때문이다.

활동 11.1

- '마인드맵'을 그리거나 현재 연결망과 네트워크의 목록을 작성해 본다. 의료서비스 외부에 있는 사용자와 조직을 포함해야 한다는 것에 주의한다. 연결망의 목적(전문 정보, 지원, 학습 등을 위한 것인가)에 주목한 다음, 네트워크에 채울 필요가 있는 틈이 있는지 생각해 본다. 자신이 한 모든 일과 자신이 만나게 될 사람에 대해 생각해 본다.
  - 학교, 직업, 대학, 강의 혹은 야간수업, 친구와 가족, 다른 친척, 참석한 집담회, 이벤트, 동료, 멘토, 소셜미디어, LinkedIn, Facebook 등

이 활동을 수행함으로써 자신은 이미 잘 연결되어 있다는 자신감을 가질 수 있다. 동시에 추가 지원이 필요한 몇 가지 영역을 확인할 수 있다. 이제 어떻게 다른 사람들과 관계를 맺어 그러한 연결을 발전시킬까를 고민해야 한다. 이제 네트워크 형성의 필요성이 얼마나 강력하고 중요하며, 그것이 성공적인 리더십의 많은 요소와 어떻게 밀접하게 들어맞는지 알게 될 것이다.

네트워킹과 보건의료실무

보건의료 분야 최전선에 있는 간호사는 전문적 역할 내에서 환자 및 가족, 다른 간호직원, 의료진 및 다른 의료전문가, 학회, 학생, 지역사회 및 일반 대중, 법령기관 및 정부 등과 같이 개인 그리고 조직과 광범위하게 협력한다(Ressler and Glazer, 2010). 여기서는 네트워킹의 실제 이점의 명확한 확인을 목표로 자신의 건강관리업무에 어떻게 도움이 될 수 있는지에 실제로 생각해 볼 수 있을 것이다.

네트워킹은 업무영역 내에서 그리고 전반적으로 개인, 집단 및 조직과 간호사를 연결하여 다음과 같은 일을 할 수 있다.

- 더 좋은 의료 제공
- 적합한 개인/역할 보유자가 특정 의료상황에 적절하게 투입되도록 보장
- 가장 적절한 치료 또는 중재인지 확인
- 적절한 치료 또는 중재인지 전문가와 논의
- 보건의료실무 향상을 위해 관련 자원에 접근
- 전화기를 들고 도움을 줄 수 있는 사람들과 신속하게 연락
- 도움이 필요한 다른 사람에게 조언 또는 지지

- 특히 어려운 보건의료실무 상황에서 감정적 반응을 통제할 수 있게 지원
- 더 나은 보건의료실무에 대해 옹호(예: 이용할 수 있는 의료자원 안내)
- 환자 및 그 밖의 사람에게 관련 지원 조직 또는 사람과 연계
- 바람직한 대화를 통하여 보건 정책 및 실무에 영향

소셜미디어와 네트워킹

오늘날 네트워킹은 대면할 필요가 없다. 소셜미디어(social media)는 네트워킹의 모든 영역 중 특히 보건 및 사회 복지정책과 관련하여 중요한 역할을 할 수 있다. 소셜미디어가 보건의료실무에서 선행의 수단이라는 근거기반 측면은 아직은 비교적 검증되지 않았고, 때로는 무비판적으로 사용되고 있다. 하지만 많은 비평가는 소셜미디어를 사회 변화를 주도하고 지역사회 내부 전반에 걸쳐 의미 있는 참여로 이어지게 하는 방법이라고 주장한다(Ferguson, 2013).

대부분의 사람은 이미 활성 가상 네트워크 사용자로서 휴대용 장치와 '이동 중' 네트워킹을 하고 있을 수 있다. 예를 들어 트위터, 페이스북, LinkedIn 또는 Instagram 계정이 있거나, 많은 '친구'나 '팔로워'를 가지고 있으며, 이중에는 사실상 '실제로' 만난 적이 없는 사람들도 있을 것이다. 그러므로 전문적 목적이나 혹은 순수하게 사회적 목적으로 하나 이상의 소셜미디어를 사용할 것이다. 소셜미디어는 전문적 목적을 위한 네트워크를 만들 수 있는 훌륭한 방법 중 하나로 수용해야 할 수도 있다. 왜냐하면 간호실무는 소셜미디어 공간에서 만들어진 연결의 영향을 받고 있는 현실에 존재하기 때문이다(Barry and Hardiker, 2012). 슈미트 등(Schmitt et al, 2012)에 따르면 간호사는 일반적으로 기술을 늦게 채택한다고 주장할 수 있지만, 개인적으로나 간호 관련 소셜미디어를 보면 많은 간호사가 전문적 실무에서 소셜미디어 사용의 선두에서 그 길을 이끌어 가고 있다.

소셜미디어라는 용어는 다음과 같이 정의된다.

> 사용자가 실시간으로 다른 사람과 연결, 협업, 의사소통을 할 수 있도록 도와주는 인터넷 기반 도구의 모음이다. 소셜미디어는 예를 들어, 정적 웹페이지를 읽는 것과 같이 수동적이며 디지털 독백과는 대조적으로, 능동적으로 디지털 대화나 담화에 참여할 수 있게 한다(Ressler and Glazer, 2010: 1).

소셜미디어의 6가지 주요 유형은 다음과 같다(Kaplan and Haenlein, 2010: 61).

- 협업 제품(예: 위키백과)
- 블로그 및 마이크로블로그(예: 트위터)
- 콘텐츠 커뮤니티(예: YouTube)
- 소셜네트워킹 사이트(예: Facebook)
- 가상게임세계(예: 월드 오브 워크래프트)
- 가상사회세계(예: Second Life)

구체적으로 코테코 등(Koteyko et al, 2015: 468)은 소셜네트워킹 사이트를 '도구, 정보를 위한 통로, 횡적으로 연결되는 공간'으로 정의한다. 이들은 '사용자가 공공 프로파일, 페이지 및 집단을 만들고, 다른 사용자와의 연결을 명확히 하는 웹 기반 서비스'이다. 여기서는 목적상 주로 블로그와 마이크로블로그, 그리고 소셜네트워킹 사이트에 관심을 두지만 다른 소셜미디어 양식도 네트워킹 기회의 잠재력은 있다.

전문적인 고려-네트워킹과 사회적 자본

소셜미디어를 전문적인 네트워킹과 참여의 한 형태로 사용할 것을 강력히 지지하지만, 소셜미디어에는 전문적 관점에서 고려해야 하는 몇 가지 측면이 있을 수 있다. 피스코티 등(Piscotty et al. 2015)은 간호 분야에 나타날 수 있는 소셜미디어의 유익성과 위해성 일부를 확인했다. 소셜미디어는 환자 및 가족과 간호사 간 의사소통을 돕는다는 잠재적 가치가 있는 반면 소셜미디어를 부적절하거나 비전문적으로 사용하는 위험성도 있음을 강조하고, 간호사가 소셜미디어에 전문적 관점과는 다른 입장을 취하는 것에 신중하기를 촉구한다.

마찬가지로 몇몇 다른 연구자는 간호실무를 할 때 전자기기나 소셜미디어를 개인적으로 사용하여 실무의 오류를 일으키고 있다고 하였다(Brady et al., 2009; Kalisch and Aebersold, 2010). 대체적으로 소셜미디어에 참여하는 것은 격려할 일이지만 참여방법상 드러날 수 있는 전문적인 책임에 대해서도 주의해야 할 것이다.

그렇다면, 소셜미디어는 전문적인 실무에서 무엇을 할 수 있으며, 이 장의 주제와 어떻게 관련되는가? 네트워킹의 개념에서 단순히 정보를 받을 수 있거나, 혹은 그것보다는 더 폭넓게 전문적 실무에 영향력을 가진 다른 사람과 연결되게 하는 등 많은 방법이 있다. 테일러(Taylor, 2013)는 사회적 자본과 네트워킹의 개념에 관한 글에서 네트워킹을 사회적 자본(social capital)을 창출시키는 기회로 간주한다. 사회적 자본은 다양하게 규정되지만 푸트남(Putnam, 1995: 65)에 의한 다음과 같은 정의에서도 네트워크가 언급되고 있다.

> 상호 이익을 위한 조정과 협력을 촉진하는 네트워크, 규범, 사회적 신뢰와 같은 사회조직의 특징

필드(Field, 2008)는 사회적 자본을 이해하기 쉽게 '관계 물질(relationships matter)'이라고 기술하였다. 이 장의 목적에서 볼 때 개인과 조직 전반에 걸쳐 연결을 형성하는 핵심적인 아이디어는 사회자본의 개발이다. 사회자본 개발의 이점은 다음과 같다. 모범 사례의 공유, 좋은 아이디어의 개발 및 차후 대응, 복원력을 돕기 위한 지원 제공, 달리 이용할 수 없는 자원과 지식에 대한 접근, 그리고 지원이 필요한 도전적 환경에서 공동의 목표를 향해 일할 수 있는 능력 등이 해당한다. 소셜미디어는 다음과 같이 많은 이점을 실현할 수 있다(정보 상자 11.3). 하지만 소셜미디어의 단점이나 우려사항도 있다(정보상자 11.4).

정보상자 11.3 *소셜미디어의 이점*

- 건강문제에 대한 인식을 통한 건강개선
- 의료서비스를 위한 리소스 및 정보 접촉
- 커뮤니케이션 및 네트워킹
- 지리적 및 전문적 경계를 넘나드는 커뮤니케이션
- 전반적인 문제의 범위에 대한 학생의 이해 증진, 교수법 도구: 커뮤니케이션 스킬, 보건정책, 환자 사생활과 윤리, 쓰기 능력
- 특별한 정책 결정에 영향을 미칠 수 있는 기회 제공
- 다른 사람의 경험 이해 예: 암에 대한 경험

(Adapted from: Barry and Hardiker, 2012; Ressler and Glazer, 2010; Schmitt et al., 2012; Lawson and Cowling, 2014.)

정보상자 11.4 *소셜미디어의 위험 가능성*

- 근거기반이 될 만한지, 견고한지 여부를 알기 어려운 콘텐츠
- 개인정보보호 관련 문제
- 삭제가 되더라도 영구적으로 공개일 가능성

- 기밀 유지, 부적절한 정보 공유, 개인의 경계선상 문제와 같이 전문적인 우려가 되는 사항
- 사용하는 사람이 지식이 부족하여 최대한 활용하지 않는 것
- 업무생산성이 줄어들어 조직이 위험할 가능성
- 학습에 사용을 지지하거나 반박할 증거의 부족

(Adapted from: Barry and Hardiker, 2012; Ressler and Glazer, 2010; Ferguson, 2013.)

활동 11.2는 자신의 소셜미디어가 네트워킹과 의사소통 방법의 일부인지 혹은 전체적인 것인지를 생각할 수 있게 한다.

활동 11.2

- 소셜미디어가 소통방식에 혁명을 일으키고 있다고 생각하는가? 아니면 소셜미디어가 항상 자신의 삶의 일부였다고 느끼는가? 우선, 참여하는 소셜미디어 사이트를 나열하고 해당 컨텍스트에 참여하는 전문적인 활동을 확인해 본다. 그런 다음 이 소셜미디어 사이트를 둘러보고 이 공간에서 전문적인 상호작용이 가능한 방법의 목록을 찾아본다.

정보 상자 11.5는 소셜미디어가 얼마나 광범위하게 사용되는지를 보여주는 주요 통계의 개요이다. 이것을 통해 볼 때 소셜미디어는 세계적인 현상이라는 것을 알 수 있다. 다시 말해 소셜미디어는 확실히 매일 작은 방식으로 삶을 변화시키고 있다. 그러므로 소셜미디어는 삶을 크게 바꿀 수 있는 잠재력이 있다고 할 것이다.

정보상자 11.5 소셜미디어의 확산 – 사용자 수

- 전 세계: 3,270,490,584 (인구의 45%).
- 아프리카: 313,257,074 (인구의 27%).
- 아시아: 1,563,208,143 (인구의 38.8%).
- 유럽: 604,122,380 (인구의 73.5%).
- 중동: 115,823,882 (인구의 49%).
- 북미: 313,862,863 (인구의 87.9%).
- 라틴아메리카/카리브해: 333,115,908 (인구의 53.9%).
- 오세아니아/호주: 27,100,334 (인구의 72.9%).

(internetworldstats.com, as at 30/06/15)

2011년 8월 경찰의 총격으로 사망한 마크 듀건의 죽음, 뒤이어 일어난 런던에서의 폭동을 기억하는가? 이런 폭동조직은 부분적으로 소셜미디어를 사용하였다. 또한 소셜미디어가 사건에 대해 어떻게 통제력을 발휘하는지 알 수 있을 뿐 아니라, 발생한 사건의 기록에도 사용될 수 있는 사례가 되고 있다.

이 사건은 건강에 관련된 것은 아니지만, 국가 차원에서 소셜미디어의 영향력을 보여주는 사례이다. 보건의료는 전문적이고 조직적인 경계를 넘나들고 있다. 따라서 사람과 아이디어를 하나로 묶는 '수평으로 가로지르는 연결', '교차적 관계'가 필요하다(Scott and Hofmeyer, 2007). 소셜미디어가 어떻게 그 경계를 넘고, 사람들을 하나로 모으고, 아이디어를 어느 정도 국가적 현상으로 발전시킬 수 있는지는 '6Cs'의 사례에서 이어갈 것이다.

활동 11.3

트위터 계정이 없는 경우 계정을 만들어 본다. 웹 사이트(http://twitter.co)로 이동하여 전문적인 트위터 '핸들(이름)'을 선택하고, 전문적 이슈에 관심이 있음을 분명히 보여주는 짧은 전기를 쓰고 다음과 같이 해 본다.

- 전문 분야 트위터 사용자(아마도 40명쯤)를 팔로우(follow)한다.
- 관심 있는 주제를 선택하여 사람들이 올린 게시물에 대해 코멘트를 시작한다.
- 코멘트를 하면서 계속 읽어 나가면서 보건의료실무에 대한 해시태그(#) 대화를 선택한다(해시태그는 트위터의 사용자가 유사한 실무영역에 관심이 있는 다른 사람과 대화할 수 있게 해준다). 반성적 기술, 비판적 분석기술, 열린 토론과 토론에 참여하려는 의지를 보여주는 자신의 의견을 몇 개 게시한다.
- 이 책(#StudentNurseLeaders)에 해시태그(#)를 설정하고 이것을 이 책의 독자와 연결시키는 방법으로 사용하면 서로의 생각과 자원을 공유할 수 있다.

소셜미디어에 참여하는 국내외 지지자의 유형과 그들이 자신의 전문적 실무에서 가지고 있거나 가질 수 있는 영향에 대해 생각하고 싶을 것이다. 정보 상자 11.6에는 정보 제공, 교육, 토론 혹은 도전과 같이 소셜미디어를 사용하여 세상과 대화하는 대표적인 조직이 나열되어 있다.

정보상자 11.6 *조직의 트위터*

- 세계보건기구: @WHO
- 플로렌스 나이팅게일 재단: @FNightingaleF

- Journal of Advanced Nursing: @jadvnursing
- British Journal of Nursing: @BJNursing
- 대한간호협회: @KoreanRNnurse
- 중환자실간호사: @RN_ICU_bot
- 보건복지부: @mohwpr
- 질병관리청: @KoreaDCA

소셜미디어는 누구와 대화를 나누고, 어떻게 대화를 나눌지를 변화시키고 있다. 개인으로서 소셜미디어를 통해 영향을 미칠 수 있는 가능성은 때에 맞춰 그 장소에 있어야 하는 '전통적인' 네트워킹 접근법보다 훨씬 더 커 보인다. 영국의 '6Cs'를 생각해 보자. 영국의 최고 간호책임자인 제인 커밍스(Jane Cummings)는 2012년에 출범한 간호사, 조산사, 의료 직원의 3개년 실무전략(Compassion in practice)을 개발했는데, 그 안에서 6Cs(관심, 동정심, 능력, 의사소통, 용기, 헌신)가 필요함을 확인했다. 여러분은 그것이 소셜미디어 없이 성공했을 것이라고 생각하는가? 소셜미디어는 대화를 만들고, 메시지를 보내고, 시대정신에 일부 생각을 담는 데 사용되었다. 몇몇 사람은 이것이 사실 근거가 거의 미미한 생각을 퍼뜨려 어쩌면 교묘하게 이용되는 예가 아닌지 의문스러워하였다. 하지만 근거를 사용하고 더 강력한 협의을 통해 발전해 갈 때 소셜미디어는 단지 수단을 제공할 뿐이다. 이에 대해 어떻게 생각하는가? 네트워킹을 위한 소셜미디어 6Cs도 다음과 같이 제안하고 싶다.

- 연결성(connectivity)
- 의사소통(communication)
- 협업(collaboration)
- 호기심(curiosity)
- 협력(co-operation)
- 동료 간 협조(collegiality)

네트워크 도식화

네트워크가 무엇인지 파악하여 확장하려면 어떻게 해야 하는가? 어떤 사람은 타고난 네트워커이다. 말콤 글래드웰(Malcolm Gladwell, 2002)은 이런 사람을 커넥터(connector)

라고 표현한다. 커넥터는 사람 사이를 연결해서 시너지효과를 내는 능력을 가지고 있다. 그들은 진실하며 강력한 방법으로 다른 사람을 좋아하는 것처럼 보인다. 커넥터처럼 되려는 특성을 개발하려면, 판단하지 말고, 모든 사람을 연결망을 이룰 수 있는 구성원으로 보면서, 진정성에서 벗어나 사람에 대한 관심과 호기심을 길러야 할 수도 있다. 타인과 잘 어울리고 협력을 용이하게 하는 능력을 위해서는 사회적 지능의 개념과 타인과의 공감 능력 개발과 연마가 중요하다(Albrecht, 2006). 소셜네트워킹에서 진정성과 공감은 특히 중요한데, 가능한 한 많은 사람과 관계를 맺기보다는 유지 가능한 핵심적인 사람들과 강력하고 진정한 관계를 갖는 것이 좋다(Buggy, 2006). 커리어 네트워킹이 성공적이기 위한 조건들을 보면, 신뢰를 구축하고, 진실해야 하며, 관계 발전에 시간을 들여야 하는, 이미 논의했던 사회적 자본이론의 일부를 반영하고 있다.

천성적으로 내성적인 사람이라면, 슈퍼 네트워커(super networkers) 같은 소수의 사람들과 긴밀한 협력관계를 구축할 수 있고, 나아가 슈퍼 네트워커 중 하나처럼 이익을 얻을 수 있다. 네트워크를 좋아하고 네트워크로 연결할 수 있는 몇 명의 좋은 동료가 있으면 연결망 개발을 촉진할 수 있다. 대단한 외향성이 아니라도 시간을 갖고, 편안해지면서, 자신의 성격에 맞는 방식으로 네트워크를 지속적으로 구축할 수 있다.

활동 11.1로 돌아가서 자신의 현재 네트워크와 그 네트워크의 틈이라고 본 초기 생각으로 가 본다. 이제 활동 11.4를 시도해 본다.

활동 11.4

어떤 종류의 네트워크가 필요한가?

- 공식적 또는 비공식적?
- 개인적
- 전문적
- 임상적
- 전략적 임상
- 연구

네트워크 개발에 어떤 접근방식을 사용할 수 있는가? 고려할 수 있는 몇 가지 예가 있다.

- 기존 전문적 네트워크 가입
- 소셜미디어 옵션 고려
- 동료들과 대화하고 소개 받기
- 전문 이벤트에 참석(연락할 수 있도록 명함 또는 연락처 세부정보를 받기)

이중 하나 이상을 어떻게 진전시킬지 몇 가지 아이디어를 적어 본다.

지금까지 네트워킹의 긍정적인 측면에 초점을 맞추었지만, 몇몇 사람에게 네트워킹은 어려운 일일 수도 있다. 네트워킹의 장애물은 무엇인가? 이 단계에서 장애물을 떠올리고 5분만 시간을 내어 걱정거리가 될 만한 것을 적어 본다.

활동 11.5

- 무엇이 자신의 네트워크 개발을 방해하는가?
- 장애물을 뛰어넘기 위해 무엇을 할 수 있는가?

다음은 있을 만한 장애물과 해결을 위한 제안의 목록이다.

요점을 알 수 없다

요점이 없으면 하지 않는다. 그렇지 않다면, 커리어 개발, 환자진료 개선 등과 같이 동기화시킬 만한 이유로 네트워크 성장이라는 '큰 그림'에 초점을 둔다.

네트워킹 없이도 지금까지 잘 관리되었다

아마도 그랬을 것이다. 하지만 자신의 지식, 기술, 지원시스템에 다른 사람의 개입으로 인해 이익을 얻을 수 있는 차이가 있는지 생각해 본다.

낯선 사람과 대화할 자신이 없다

이것은 어떤 사람에게 어려울 수 있다. 하지만 가장 자신 있어 보이는 사람조차도 자신 없기는 마찬가지임을 기억해야 한다. 우선 어떤 행사의 휴식시간에 한 명의 새로운 사람과 대화하고 연락처를 교환하는 것과 같이 작은 단계부터 시작해 본다.

누가 나에게 관심을 가질까? 내 자신을 알리는 것을 좋아하지 않는다

이에 대한 대답은 간단하다. 많은 사람이 관심을 보일 것이다. 하지만 가끔은 그렇지 않다고 느끼는 게 힘들 수 있다. 전문 분야의 이벤트에 참석하여 옆에 앉아 있는 사람과 공유하는 몇 가지 사항을 찾아본다. 혹은 소셜미디어를 사용하여 관심 영역의 트위터 채팅에 참여해 본다. 자신이 하는 말에 다른 사람이 관심을 가질 것임을 약속한다.

다른 사람에게 별로 관심이 없다

정말로 다른 사람에게 관심이 없는가? 아니면 다른 사람이 자신을 어떻게 생각할지에 대해 걱정하는가? 전문적인 실무에서 사람들에게 관심을 갖는 것은 필수적인 사항이다. 실무에서 일하는 사람과 사람에 대한 관심으로 토론을 해 보면 많은 것을 배울 수 있다.

너무 바빠서 시간이 없다

바쁜 삶이지만, '실제' 생활이든, 소셜미디어 속 활동이든 짧게 상호작용할 시간은 항상 있다. 관계를 쌓기 시작하는 데는 많은 시간이 걸리지 않으며, 빠른 조언을 얻을 수 있는 사람을 알게 되고 네트워크가 커져 가면 오히려 시간을 절약할 수 있음을 알게 될 것이다.

어떻게 시작해야 하는가?

활동 11.1 및 11.4로 돌아가서 찾은 '틈' 중 하나를 선택해 본다. 그런 다음 해당 개인 또는 조직과 연결할 수 있는 방법을 찾아본다.

어떤 관심분야로 갈지 선택하려면 어떻게 해야 하는가?

관심이 있는 것은 무엇인가? 전문적 실무에 중요한 것은 무엇인가?

마지막으로, 성공적인 네트워킹에 도움이 되는 몇 가지 팁을 제시한다.

- 자신이 제공해야 할 기술, 경험, 훈련, 자질, 특성을 알고 그에 대한 자부심을 가진다.
- 필요한 곳에 지원을 요청한다.
- 네트워크 다이어그램을 개발하여 부족한 부분을 파악하고 이를 채울 계획을 수립한다.
- 관심을 일으키고 명확하고 간결하며 매력적인 방식으로 다른 사람에게 자신을 소개한다.
- 당신의 안전지대 외부의 사람과 대화한다.
- 사람들에게 자신을 다시 소개한다. 사람들이 자신을 기억하기를 기다리지 않는다.
- 적극적으로 경청한다. 사람들의 이름과 하는 일을 기억해 둔다.
- 사람을 염려하고 있음을 보이고 공손하게 관심을 보이며 듣는다.
- 신뢰를 구축하여 자신의 선명도를 높인다.

- 지속적인 후속 접촉으로 네트워크를 키운다.
- 회신은 가능한 한 빨리 한다.
- 최대의 효과를 얻으려면 네트워킹 이벤트를 주도적으로 준비한다.
- 네트워크에 도움을 요청하는 경우 간단하고 구체적으로 설명한다.

요약

- 네트워킹은 연락처, 지식기반, 지원 및 기술을 확장할 수 있는 평생의 과정이다.
- 네트워크에는 다양한 방법이 있으며, 네트워크의 모든 장점을 이용하여 자신의 성격 유형과 개인적 상황에 가장 적합한 방법으로 참여할 수 있다.
- 네트워킹을 위한 도구로서의 소셜미디어는 실무자, 해설자, 학계 등의 글로벌 수준의 참여를 통해 네트워크에 즉각 영향을 미친다.

참고문헌

01 Albrecht, K. (2006). Social Intelligence: The New Science of Success. San Francisco: Jossey-Bass.

02 Baines, D. and Hale, C. (2004). 'Use network theory to develop services'. Pharmaceutical Journal, 272: 222-3.

03 Barry, J. and Hardiker, N. R. (2012). 'Advancing nursing practice through social media: a global perspective. The Online Journal of Issues in Nursing, 17(3): Manuscript 5.

04 Brady, A. M., Malone, A. M. and Fleming, S. (2009). 'A literature review of the individual and system factors that contribute to errors in nursing practice'. Journal of Nursing Management, 17(6): 679-97.

05 Buggy, C. (2006). 'Connecting up to the network'. Professional Manager, March: 26-8.

06 Carroll, T. L. (2005). 'Leadership skills and attributes of women and nurse executives: challenges for the 21st century'. Nurse Administration Quarterly, 29(2): 146.

07 Enterkin, J., Robb, E. and MacLaren, S. (2013). 'Clinical leadership for high quality care: developing future ward leaders'. Journal of Nursing Management, 21: 206-16.

08 Ferguson, C. (2013). 'Editorial: It's time for the nursing profession to leverage social media'. Journal of Advanced Nursing, 69(4): 745-7.

09 Field, J. (2008). Social Capital, 2nd edition. Oxford: Routledge.

10 Gladwell, M. (2002). The Tipping Point. New York: Abacus.

11 Griffey, H. (2009). The Nurse Executives' Handbook: Leading the Business of Caring from Board to Ward. London: Burdett Trust for Nursing/King's Fund.

12 Grossman, S. C. and Valiga, T. M. (2013). The New Leadership Challenge: Creating the Future of Nursing. Philadelphia: F A Davis Company.

13 Kaplan, A. M. and Haenlein, M. (2010). 'Users of the world, unite! The challenges and opportunities of social media'. Business Horizons, 53(1): 59-68.

14 Kalisch, B. and Aebersold, M. (2010). 'Interruptions in multitasking in nursing care'. Journal of Quality Patient Safety, 36(3): 126 – 32.

15 Koteyko, N., Hunt, D. and Gunter, B. (2015). 'Expectations in the field of the internet and health: an analysis of claims about social networking sites in clinical literature'. Sociology of Health and Illness, 37(3): 468 – 84.

16 Lawson, C. and Cowling, C. (2014). 'Social media: the next frontier for professional development in radiography'. Radiography, 21: 74 – 80.

17 Marshall, E.S. (2011). Transformational Leadership in Nursing: From Expert Clinician to Influential Leader. New York: Springer Publishing Company.

18 Nursing and Midwifery Council (2015). The Code: Professional Standards of Practice and Behaviour for Nurses and Midwives. London: NMC.

19 Piscotty, R., Voepel-Lewis, T., Lee, S., Annis, A., Lee, E. and Kalisch, B. (2015). 'Hold the phone: nurses, social media and patient care'. Nursing, 45(5): 64 – 7.

20 Putnam, R. (1995). 'Bowling alone: America's declining social capital'. Journal of Democracy, 6(1): 65 – 78.

21 Ressler, P. K. and Glazer, G. (2010). 'Legislative: nursing's engagement in health policy and healthcare through social media'. The Online Journal of Issues in Nursing, 16(1): 1 – 5.

22 Schmitt, T. L., Sims-Giddens, S. S. and Booth, R. G. (2012). 'Social media use in nursing education'. Online Journal of Issues in Nursing, 17(3): Manuscript 2.

23 Scott, C. and Hofmeyer, A. (2007). 'Networks and social capital: a relational approach to primary healthcare reform'. Health Research Policy and Systems, 5(9). DOI: 10.1186/1478-4505-5-9.

24 Taylor, R. (2013). 'Networking in primary health care: how connections can increase social capital'. Primary Health Care, 23(10): 34 – 40.

25 Watts, D. J. (2004). Six Degrees: The Science of a Connected Age. London: WW Norton and Company Ltd.

12장 간호사가 기대하는 롤모델

학습목표

1. 전문직 종사자의 리더십 개념을 탐구한다.
2. 영국의 몇몇 간호리더의 이야기로부터 롤모델을 발견하고, 간호리더들의 집단적 목소리에 귀를 기울이고 열망할 수 있는 리더십 기술에 대한 공통점을 찾아본다.
3. '롤모델'에서 배울 수 있는 것과 자신의 리더십 잠재력을 어떻게 조정할 수 있는지 생각해 본다.

주요개념

- 전문적인 리더십, 롤모델, 집단적 목소리, 리더십 이야기, 조언

용어정의

- 롤모델(role models): 어떤 특정한 인물의 삶과 행동양식을 닮아서 그 사람처럼 본이 되는 삶을 사고 싶을 때, 그 모델이 된 사람을 가리키는 말
- 전문적인 리더십(professional leadership): 미션 설정, 목표 달성을 위한 프로세스 생성, 프로세스와 절차를 정렬하는 활동 등과 같은 '전문적 비전'을 가지는 것. 간호계가 환자간호, 간호정책, 간호직의 진보를 옹호할 수 있는 목소리를 가지는 것

서론

여기서는 간호전문직 내의 여러 리더를 소개한다. 전화 또는 대면 면담을 통해 간호리더의 경력경로(career trajectories)를 받고 전문적인 리더로서 그들에게 미친 영향을 이해하고 발전하는 간호학생에게 말해 줄 수 있는 조언을 듣고자 하였다. 인터뷰한 모든 리더는 그들의 개인적인 이야기를 나누는 데 동의했고, 자신의 이야기를 공유하기 전, 인터뷰 내용을 사전 확인하였다. 마지막으로 그들의 집단적 사고를 분석하면서 몇 가지 핵심 메시지를 도출하고자 하였다.

인터뷰 12.1

데이브 포건슨(Dave Ferguson)

MBE(주: 대영제국 훈장), 영국 코너스턴 헬스의 컨설턴트 간호사

나는 영국의 코너스턴 헬스의 컨설턴트 간호사입니다. 36년 동안 지역사회 학습장애 현장과 학교에서 간호 분야로 경력을 쌓았습니다. 입원환자 학습장애 현장에서 간호경력을 시작한 후 지역사회로 옮겼습니다. 그곳이 바로 내 경력의 대부분을 차지했던 곳입니다. 그 후로 정신건강 문제가 있는 학습장애 대상자를 위한 임상간호전문가로 근무하며 경력을 쌓았습니다.

그리고 사우스앰프턴 대학교(University of Southampton)에서 학자로 일했으며 컨설턴트 간호사로서의 역할을 수행하면서 대학과 전문간호사로서 12년간 근무했습니다. 그 후 허트포드셔 대학교로 이동한 후 인지장애가 있는 대상자를 위해 일하고 있습니다.

(1) 자신의 전문적인 리더십에 영감을 준 것은 무엇입니까?

롤모델이라고 생각합니다. 내가 함께 일하고 바라본 롤모델로 세 사람이 떠오릅니다. 한 명은 담당 간호사, 다른 한 명은 운영이사, 또 다른 한 명은 선임 강사였습니다. 그들은 직원과 좋은 관계를 맺고 직원을 잘 알고 협력을 했습니다. 롤모델로서 그들은 모두 비전을 가지고 있었고 양질의 환자치료에 대한 자신의 생각과 아이디어를 가지고 있었습니다. 그들은 내게 힘을 실어 주었습니다. 그들은 내 잠재력을 보고 자신의 기술을 활용하여 동기를 부여하고 장려하고 발전시켜 주었습니다. 또한, 모두 자기 일을 열정적으로 하였습니다.

나는 롤모델이 여전히 존재한다고 생각하며, 전문가로서 우리가 이를 구별하고 배울 수 있는 것이 중요하다고 생각합니다. 간호학생 중 한 명이 지금은 내가 일하는 곳에 선임 직원이 되었는데, 그녀의 강점과 직원과의 협력방식을 보고 영감을 얻었습니다.

간호사로서, 나는 내가 배웠던 롤모델처럼 되기 위해 노력합니다. 내게 간호하는 것은 직업 그 이상입니다. 나는 아직도 그것이 천직이라고 믿습니다. 대중적이거나 현대적인 생각은 아닐지 모르지만, 나는 간호직을 전문직이라고 생각합니다. 나는 내가 경력에 있어서 이 단계에 이르리라고 생각한 적은 없지만, 학습장애가 있는 대상자에게 무언가를 제공할 수 있다고 열정적으로 믿었기 때문에 간호학을 전공했습니다.

나는 2013년에 퀸즈 아너즈(Queen's Honors, 주: 공익적으로 각광받는 일을 한 사람들에게 수여하는 상)에서 간호 및 건강 관리서비스에 대한 MBE(Most Excellent Order of the British Empire, 주: 대영제국 훈장)를 받았습니다. 스스로 자랑스럽고 영광스러웠습니다.

과거에 보았던 내 롤모델에게서뿐만 아니라, 현재 함께 일하는 대상자, 가족, 간병인에게도 영감을 받는다는 것을 알았습니다. 그들이 사는 삶과 건강이나 서비스에서 큰 장벽을 극복하는 방법은 항상 나의 직업적 정체성에 영감을 주고 내가 하는 일을 하도록 격려합니다. 나는 최선의 간호를 제공하고자 노력하는 간호사들과 일하는 것을 좋아합니다. 그들의 비전은 그들이 제공할 수 있는 최고의 입증된 치료입니다. 그것이 내가 하고자 하는 일입니다.

(2) 간호학생이 리더십 유형과 기술을 개발할 수 있도록 어떤 조언을 하시겠습니까?

학생들은 다른 환자 그룹과 함께 일하면서 다양한 임상경험을 얻어야 합니다. 또한, 적절한 프로젝트 작업, 프로젝트 관리도 매우 중요하다고 제안합니다.

리더십 멘토 또는 코치를 얻는 것이 중요하며 개별 개발에 유용할 수 있습니다.

자신에게 영감을 주는 사람(이 사람이 일반 간호사든 책임 간호사든 간에), 즉 당신이 우러러보는 사람이 "리더"입니다. 이 사람의 그림자를 그려보십시오. 다른 사람을 보면서 많은 것을 배울 수 있습니다!

미래의 경력을 어떻게 만들고 싶은지 아는 것이 중요합니다.

자신의 기술을 배우십시오. 간호기술도 중요합니다.

또한, 자신이 선택한 간호직, 직업에 대한 비전을 갖는 것도 경력 초기에 중요하다고 생각합니다. 이는 창의적 사고를 불러일으키며 탁월하고 리더십을 제공하는 데 초점을 맞추도록 합니다.

마지막으로, 나는 어떤 학생이든지, 동료 학생으로부터 영감을 얻도록 격려하고 싶습니다. 우리의 경력 단계와 상관없이 서로로부터 많은 것을 배울 수 있기 때문입니다.

인터뷰 12.2

데비 카릭센(Debbie Carrick-Sen) 교수

나이팅게일 재단 간호 및 조산 연구 임상 교수: 버밍엄 대학교 및 영국 핵심부 NHS 재단

일반적인 경력이라고 할 수 없지만 나는 간호사와 조산사이며 경력 전체에 걸쳐 두 가지와 관련된 지식과 기술을 모두 사용했습니다. 이것은 내게 정말 중요했습니다.

조산사 자격을 취득한 후, 나는 2년 동안 임상과 학술적 임무를 수행하였는데, 임상 조산사로서 50%의 역할을 했고 임상연구 시간에 50%를 할애하였습니다. 1990년 당시 이것은 우리 간호직에서 획기적이고 정말 특별한 일이었다고 할 수 있습니다.

연구조산팀을 관리하고 임상연구 시설 내에서 임상연구 환경을 주도하는 등 임상실습과 임상연구에 대한 열정을 결합한 다른 여러 공동 임상학술 역할을 수행한 후, 응용연구에 중점을 둔 임상환경에서 임상교육을 담당했습니다.

또한, 뉴캐슬 대학교(University of Newcastle)에서 임상연구 및 리더십 분야의 석사 프로그램을 설계 및 개발하고 이끌었습니다. 이것은 연구에서 전문적인 리더십의 중요성을 실제로 강조한 독특한 프로그램이었습니다.

임상적 역할이 발달함에 따라, 뉴캐슬 어폰 타인(Newcastle upon Tyne) 지역의 아주 큰 급성병원신탁에서 간호 및 조산 연구책임자가 되었습니다. 내 경력을 통틀어, 나는 항상 내 자신의 연구를 지지하고 참여해 왔습니다. 이것은 조산사 자격을 갖춘 지 2년 만에 시작되었습니다. 조금 독특하지만, 내 자신의 결심으로 진전되었다고 생각하였습니다. 나는 경력을 통해 항상 논문에 게재하는 것이 중요하다고 믿었고, 우리의 전문적인 목소리를 다른 사람들에게 들려주는 것이 중요하다고 믿었기 때문에, 내가 가졌던 역할과 상관없이 논문을 게재하고 박사 과정과 석사 과정 학생들을 지도하고 연구비를 성공적으로 지원받았습니다.

(1) 자신의 전문적인 리더십에 영감을 준 것은 무엇입니까?

네 가지 핵심사항이 있습니다.

① 다른 동료들의 지원과 격려가 정말 중요했습니다. 연구에 대한 이해, 기술 및 열정을 갖고 연구했던 의료진들은 영감을 주었습니다.

② 로열간호대학(the Royal College of Nursing)의 간호정책 리더십 프로그램은 많은 영감을 주었습니다. 나는 크고 작은 정치에 대해 배웠을 뿐만 아니라 전문가로서나 개인으로서 많은 것을 배웠습니다. 자신이 얼마나 많이 알고 있거나 얼마나 열정과 통찰력을 가지고 있는지를 스스로 조절할 수 없기 때문에 다른 사람들과 관계를 맺고 다른 사람들과 교류하는 것이 중요하다는 것을 발견했습니다. 나는 또한 나이팅게일 행정장학금 프로그램을 수행할 수 있는 특권을 가졌습니다. 이것은 내 경력을 바꾸는 부분이었습니다. 또한, 학습과 다른 사람들과의 상호작용을 통합하는 데 도움이 되었습니다. 경력이 많을수록 협상, 설득, 열정 및 표현과 같은 기술이 모든 일에서

실제로 중요하다는 것을 많이 깨닫게 됩니다. 더 높이 올라갈수록 거기 있는 사람은 더 적습니다. 따라서 자신의 경력이 발전할수록 리더십 기술은 정말 중요합니다. 다른 사람들의 리더십 스타일에 적응해야 하지만, 모든 사람이 나의 리더십에 적응할 것을 기대해서는 안 됩니다!

③ 멘토링 – 지난 10~12년 동안 멘토링을 했습니다. 조직이나 간호 분야에서 멘토링을 해준 사람들은 내게 건전한 조언을 제공하고 더 높은 곳에 도달하도록 했습니다. 나는 멘토링을 위해 그들에게 다가 갔기 때문에 간호사와 조산사가 조기에 멘토링을 찾고 멘토를 발판으로 사용하여 연습과 치료에 접근하는 것을 권장합니다. 어려운 환경을 관리하고 질문하는 데는 코칭도 중요합니다.

④ 개인 특성 – 자기 자신과 직업 문제에 대한 결심, 끈기 및 믿음! 간호사와 조산사는 연구에 귀중한 기여를 하지만 항상 개인 특성이 임상환경에서 최고라고 생각합니다. 임상교수가 되는 것은 도전적인 역할이며, 생성된 연구와 증거는 실무 중심이며 탄력성이 필요합니다. 자기인식은 리더십의 핵심 부분입니다. 이는 자신의 강점과 약점을 파악하고 개발할 수 있도록 도와줍니다.

(2) 간호학생이 리더십 유형과 기술을 개발할 수 있도록 어떤 조언을 하시겠습니까?

타인에게 영향을 미치고 협상을 시작하기 전에 자신을 이해하는 법을 배워야 합니다. 멘토십은 저절로 오지 않기 때문에 직접 멘토십을 찾아야 합니다. 생각을 넓히고, 공식적인 리더십 프로그램을 포함하여 기회가 되면 모두 찾아 신청하며, 찾아보고 조사해야 합니다. 리더는 다른 사람들을 위해 새로운 발판을 마련해 놓았기 때문에 그들과의 관계를 끊지 말아야 합니다. 때때로 우리 직업에 새로운 기반과 방향을 제시하는 것이 성공의 중심이 됩니다.

인터뷰 12.3

미셜 브라운(Michael J. Brown) 교수

에든버러 네이피어 대학교 교수 / 학습장애 분야 간호 컨설턴트

나는 1984년에 학습장애라고 하는 정신장애를 위한 공인간호사(Registered Nurse for Mental Defectives, RNMD) 자격을 취득했습니다. 학습장애가 있는 소아 입원병동에서 일반 간호사로 일하다가 남자 폐쇄병동에서 일하게 되었습니다. 그다음 1986년에 정식 일반간호사 자격으로 주로 의존도가 높은 남성 입원환자병동의 간호사로 일했습니다. 그 후 학습장애 간호 분야로 돌아와, 보건학 분야에서 학위를 받기 위해 대학에 진학하는 동안 지역사회 보건환경에서 경력을 쌓았습니다. 지역사회 보건서비스 내에서 나는 지역사회간호사, 실무교사, 서비스 관리자 및 실무개발을 담당했으며, 정치 및 정책 분야의 석사학위 과정을 수료했습니다.

그리고 임상간호전문가로 일한 후, 정부 내 간호 담당부처에서 일했으며 스코틀랜드 공중보건연구소(Public Health Institute for Scotland)에서 프로젝트 책임자로 일했습니다. 그런 다음 박사학위를 마치고 실무와 대학에서 선임강사, 간호사 컨설턴트, 임상교수로 공동역할을 수행했습니다. 생각해 보면 나는 다양한 환경에서 학업 및 연구 지식과 기술을 더욱 발전시키는 동안 다양하고 보람 있는 경력을 쌓았습니다.

(1) 자신의 전문적인 리더십에 영감을 준 것은 무엇입니까?

처음에는 매우 영향력 있고 강력한 롤모델을 하는 사람들이었습니다. 그들은 여유와 아이디어가 풍부하며 가능한 것들의 비전을 창조하는 데 도움을 주었습니다. 나 자신에 대한 의지나 비전을 갖고 있지는 않았지만, 그들은 나를 격려해 주었습니다. 나의 혁신적인 생각, 새로운 아이디어, 통찰하는 시야, 그리고 다른 사람들을 격려하고 동기를 부여하는 능력에 대해 격려를 받았습니다. 나는 간호리더에게 잠재력을 인정받았다고 생각합니다. 따라서 롤모델이 핵심입니다. 본인이 가진 영향과 지원을 과소평가할 수는 없습니다.

학습장애로 가치가 결여되어 있는 사람들은 내게 최선의 치료와 양질의 치료를 제공하고자 하는 동기가 됩니다. 연구원으로서, 전문가로서 이 사람들에게 제공할 수 있는 치료의 질, 영향 및 가치를 높이기 위한 근거기반을 제공해야 합니다.

(2) 간호학생이 리더십 유형과 기술을 개발할 수 있도록 어떤 조언을 하시겠습니까?

자신의 가치와 좋은 환자치료를 제공하고자 하는 동기에 대해 명확히 해야 합니다. 그 가치를 타협하지 마십시오. 인기를 얻으려는 것이 아닙니다. 당신이 찾고 배우는 롤모델을 찾아 그들을 만나고 그들과 함께 앉아 경험을 통해 배우도록 노력하십시오. 대담하게 연락도 취하고, 그들을 만나기 전에 자신을 준비하고, 그들의 배경을 생각하여 그들과의 시간을 최대한 활용할 수 있어야 합니다. 그리고 그들로부터 조언을 들은 후 계획을 세우십시오.

아무도 당신의 경력에 책임을 질 수 없습니다. 이를 위해서 장기적으로 스스로가 중심이 되어야 합니다. 하룻밤에 이루어지지 않습니다.

기회가 보이면 바로 자신의 롤모델에게 가십시오. 원하는 대로 이루어지지 않는다고 낙담하지 마십시오. 어떤 것도 버릴 것이 없습니다. 때가 되면 유용할 것입니다.

인터뷰 12.4

줄리엣 맥아더(Juliet McArthur) 박사

에든버러대학 임상 학술연구소의 강사이며 NHS 로시안의 연구 및 개발부서 책임간호사

나는 1986년 11살에 간호사가 되기로 결심하고 난 후, 드디어 간호사 면허를 취득했습니다. 면허를 취득한 후 의료 및 혈액학 병동에서 제 학생관리 업무를 맡았고 약 9개월 동안 그곳에서 일했습니다. 나는 이것이 주로 병동 담당간호사의 롤모델이었기에 제 경력에 있어서 일했던 최고의 임상환경 중 하나라고 말하고 싶습니다.

그후 저는 급성 외과병동의 일반 간호사로 옮겼다가 비교적 빠른 기간 내에 선임 간호사로 승진했습니다.

나는 임상적 지식기반이 제가 원하는 만큼 튼튼하지 않다고 느꼈고, 그래서 6개월 동안 임상간호를 전적으로 수행하면서 계속적으로 전문직 발전을 해 나갔습니다. 계속 외과 분야에서 일하면서 시간제로 간호학 석사과정을 밟고 건강 관련 연구에 참여했습니다(1991~1993). 이 기간에 임상감사(clinical audit) 개념이 NHS에 도입되었습니다. 그때 내가 성공적으로 수행한 감사 분야에서 직책 하나가 공고되었습니다. 대학원생으로서 개발해 온 연구실력을 더 발전시키고 싶다는 의욕이 생겼습니다.

나는 당시 간호부장으로부터 실무개발을 담당하여 병원 내에서 이 부분을 이끌어 달라는 부탁을 받았습니다. 이로 인해 나는 교육학 석사학위(2001~2003)를 취득하게 되었고, 이후 연구에 중점을 둔, 내 직무의 발전을 이루었습니다. 2012년 이후, 내가 있는 연구 및 개발부서에서 책임간호사로 현재까지 여러 차례 연구에서 선임 실무자의 역할을 맡아 왔습니다. 이 기간에 나는 에든버러대학에서 명예 펠로십을 제의받았고 2014년에 박사학위를 마쳤습니다.

(1) 자신의 전문적인 리더십에 영감을 준 것은 무엇입니까?

간호사가 되고 싶다는 생각은 10살 때 교통사고로 병원에서 얼마간의 시간을 보낸 후였습니다. 간호사가 되기로 한 내 결정은 절대 변하지 않았고 1980년대에 그 시대에 아주 드문 전공을 위해 대학에 입학했습니다. 그 당시 내 학위는 또한 사회과학에 초점을 맞추었는데, 그것은 경력에 큰 영향을 끼쳤습니다. 나는 학위과정에서 사회역사와 사회인류학을 공부했기 때문에 간호와 환자치료에서 중추적인 부분인 사회와 문화를 이해하는 데 많은 중점을 두었습니다. 이는 내게 건강을 다른 관점으로 보게 했고 간호사의 역할과 가치에 기초한 환자치료에 기여하는 간호에 대해 넓은 시각을 갖게 했습니다. 또한 학위과정으로 정치학을 공부했는데, 그것은 간호학의 정치에 대한 정말 강한 통찰력을 가질 수 있게 해 주었습니다. 이러한 사회과학의 밑받침은 간호사로서의 경력 형성에 결정적이었습니다.

내게 가장 먼저 영향을 준 것은 주요 인물 – 롤모델이라고 생각합니다–은 명성, 지식, 그리고 호소력 있는 외모와 지혜를 지니고 있었습니다. 내게 영감을 준 옛 강사가 생각납니다. 나는 여전히 의사소통, 존경 그리고 간호의 가치에 대한 그녀의 강의를 기억합니다. 그들은 경외심을 불러일으키는 사람들이었습니다. 나는 이것이 간호학에 대한 내 접근방식에 영향을 미쳤다고 생각합니다. 최근 나는 제자 중 한 명을 만났고 그녀는 내가 어떻게 그녀에게 롤모델이 되어왔는지를 언급했습니다.

내가 일반 간호사로 함께 일했던 병동 간호사 중 일부는 당시 로시안의 간호관리자 중 한 사람이었는데(Harvey 여사), 역시 롤모델이기도 했습니다. 그녀는 매우 "무서운" 여자였지만, 환자들은 항상 그녀가 나눈 모든 대화의 중심에 있었고 그에 의해 나는 그녀가 완전한 존경을 받을 것으로 생각했습니다. 그녀는 환자간호에 집중하였고, 그것은 그녀의 모든 부하 간호사들에게 어떤 기준을 기대하는지 분명히 알고 있도록 했습니다.

내 경력이 발전하면서 제 생각과 경력에 회의(컨퍼런스)가 꽤 중요한 영향을 미친다는 것을 알게 되었습니다. 특히 RCN 국제 연구 컨퍼런스는 내가 읽었거나 읽고 있던 기사의 저자들을 만날 수 있게 해 주었습니다. 그들은 그 직업에 대한 명확한 생각과 목소리를 가진 평범한 사람들이었습니다. 나는 연구환경에 있으려면 박사학위를 받아야 한다는 것을 깨달았습니다. 이 깨달음으로 나는 박사과정에 입학하였고, 내 경력에서 긍정적인 동기부여가 되어 온 '동정적인 간호'를 논문의 주제로 선택했습니다.

내게 영향력 있는 롤모델이 된 것은 간호사만이 아니었습니다. 특히 혈액학 분야의 많은 의학 분야 동료들은 모범적인 롤모델이었습니다. 또한 그들의 분야에서 선구적인 몇몇 미래지향적인 컨설턴트와 함께 일했고 그들에게서 임상지식뿐만 아니라 팀워크에서도, 다른 사람들과 다학문 분야의 환경을 평가하면서 많은 것을 배웠습니다.

(2) 간호학생이 리더십 유형과 기술을 개발할 수 있도록 어떤 조언을 하시겠습니까?

관여해야 합니다. 학생으로서 감사나 연구 같은 임상적 환경에 관여할 수 있습니다. 고정관념에서 벗어나 평소에는 가질 수 없는 기회를 찾고, 겁내지 말고 장애물 위로 머리를 내밀어 자신을 알아보십시오.

교육은 리더십 기술을 개발하는 데 있어 중요한 부분입니다. – 과목, 임상환경이 무엇이든 상관없이 또는 교육환경에서 만나는 사람들 때문에 계속적 학습은 중요합니다.

자신의 가치관을 타협하지 않아야 합니다. 여러분은 정말로 이것을 하기 위해 자신의 가치기반을 이해하고, 알고, 그것을 믿고, 그것을 고수해야 합니다.

지원이 필요한 시기 및 지원의 출처를 파악하십시오. 지원이 필요한 시기를 인식하는 것은 자신의 발전에 중추적인 역할을 합니다.

인터뷰 12.5

콜레트 퍼거슨(Colette Ferguson) 박사

NHS 교육 스코틀랜드의 간호 · 조산 · 연합 건강 전문가

나는 17살에 간호 분야에서 경력을 쌓기 시작했습니다. 간호 분야에 몸담았던 가족도 없고, 아는 것도 거의 없어 미리 계획했거나 깊게 고려해 본 일이 아니었습니다. 학교를 떠날 때 나는 가능한 다른 프로그램들을 제대로 이해하지 못한 채 2년제 등록 간호학 프로그램을 시작했습니다.

첫날부터 나는 특히 노인들을 돌보는 간호 경험을 즐겼습니다. 1년 후에 이것이 내게 있어 직업이라는 것을 알았고 저는 RGN 훈련을 시작하기로 했습니다. 이때는 편입과정이 없었고 처음부터 시작해서 3년 동안 프로그램을 진행하는 것을 의미했습니다. 저는 환자의 '상황과 간호 중재'에 대한 배움과 더 큰 이해를 즐겼습니다.

나는 일반 병동에서 잠깐 일반 간호사로 일하다가 다시 한 번 진정으로 흥미를 느꼈던 면허 정신건강 간호사가 되었고, 그것은 가장 가치 있는 학습경험 중 하나였던 임상실무였습니다. 지브롤터에서 일할 기회가 생겼을 때, 정신건강 분야를 특화할 것을 고려했습니다. 지브롤터의 병동에서 선임 간호사로 일하면서 내 지식과 기술, 경험은 더욱 발전했습니다. 다른 나라의 환자와 직원들과 다른 문화에서 일하는 것은 환상적인 경험이었습니다.

개인적인 이유로 스코틀랜드로 돌아와 잠시 지역사회 간호사로 일하다가 병동 간호사로 첫 직책을 맡게 되었습니다. 병동 간호사가 되는 것은 제 경력에서 가장 보람 있는 일 중 하나였습니다. 병동 팀을 이끌고 어려운 상황에 처한 환자와 가족을 돌보는 것은 도전적이면서도 보람 있는 일이었습니다. 여러 전문직 팀을 아우르는 강한 관계를 발전시키는 것이 필수적이었습니다.

병동 간호사로서 개인적인 발전을 위한 제한된 기회를 알고 있었습니다. 숙련된 간호사들이 교육이나 관리자로의 경력개발을 위해 실무를 떠나야 하는 것을 보는 것은 나를 매우 좌절시켰습니다. 이것이 내 경력의 전환점이었습니다. 나 자신의 지식을 계발하면서도 직접적인 임상간호사의 역할도 지킬 수 있도록 임상교육자가 되기로 했습니다. 그 후 3년 정도 임상교육자로 일하다가 간호사 교육자 양성코스를 수료하고 강사가 되었습니다.

1990년대 초 에든버러대학에서 석사학위를 받았으며, 논문은 실무에서 학생들을 지원하는 데 초점을 두었습니다. 내 직책으로 복귀하면서 간호학생들의 실습에서의 학습경험을 위한 멘토와 지원시스템을 설계하고 구현하는 데 중요한 역할을 했습니다. 그때 운 좋게도 실무에서 학생들의 프리셉토십과 학습경험에 관한 박사학위 공부를 통해 경험을 더 축적할 수 있었습니다.

2003년에 나는 불과 1년 전 설립된 스코틀랜드 국가건강서비스교육(NHS Education for Scotland, NES)과 함께 일을 시작했습니다. 나의 포트폴리오에는 임상실습 교육을 위한 국가전략 리더십이 포함되었고, 특히 실습교육 촉진자(Practice Education Facilitator, PEF) 역할을 확립하고 스코틀랜드에 간호사와 조산사를 위한 실무교육 인프라를 구축하는 데 중요한 역할을 했습니다. NES에서 간호 분야에서 PEF의 역할을 소개하기 위해서뿐만 아니라 전국적으로 그리고 다른 전문직들에도 내 박사학위의 결과를 적용했습니다.

환자를 위한 최상의 결과를 보장하기 위해 실무에서 학습을 지원하는 것에 대한 나의 집중은 내 비전을 계속해서 추구하게 했습니다. NES에서 프로그램 책임자, 부책임자, 그리고 현재 간호 · 조산 · 연합 건강 전문가단체의 책임자로 있는 동안 나의 리더십을 알게 해 주었습니다.

(1) 자신의 전문적인 리더십에 영감을 준 것은 무엇입니까?

경력 초기에 정말로 나를 지지해 준 사람은 내 교육과정의 리더였습니다. 그는 내가 간호학생이었을 때 내 잠재력을 인식하고 나중에 내가 석사학위와 박사학위에 도전하도록 격려했습니다. 이런 격려가 없었다면 학위과정을 고려하지 못했을 것입니다.

내가 그를 롤모델이라고 말하지 않았지만, 그는 도전자였던 나를 격려해 주었고 나 자신에게서 보지 못했던 잠재력을 발견해 주었습니다.

또 다른 영향력은 임상에서 롤모델로 삼은 매우 실력 있는 병동 간호사였는데, 그녀의 초점은 항상 각 환자의 간호서비스가 최고의 질로 이루어지도록 하는 것이었습니다. 그녀는 자신의 지식과 기술을 내게 전달해 주었고 이것이 학습에 끼친 영향을 잊지 않고 있습니다.

또 다른 것은 숙련된 간호사가 환자간호에 참여하지 않고 경력개발 기회를 위해 떠난다는 것을 알고 있는 병동 간호사로서의 좌절이었습니다. 교육의 기회는 실제로 가능하지 않았으며 나는 교육과 최신 정보를 유지하고 공정하고 투명하며 지지적인 시스템이 필요하다는 것을 강력하게 믿었습니다. 이것은 석사과정과 박사과정을 거치면서 실무에 기초한 학습에 집중하도록 하는 데 큰 영향을 미쳤습니다. 또한 내가 더 강한 집중력과 임상적 학술경력에 접근하는 데에도 반영되었습니다. 환자간호에 있어서 지속적인 개선을 위한 교육, 연구 및 실무 사이의 관계가 중요하며 경험이 그 핵심입니다.

(2) 간호학생이 리더십 유형과 기술을 개발할 수 있도록 어떤 조언을 하시겠습니까?

무엇보다도, 우리의 주된 목적은 환자에게 최상의 간호와 경험을 제공하는 것이라는 것을 잊지 않아야 합니다.

자신이 성취하고자 하는 결과에 집중하십시오.

강령과 그것이 자신의 리더십 여정에서 무엇을 의미하는지 이해하십시오.

지도자로서 정직과 청렴은 필수적입니다.

자기 자신, 자신의 강점과 한계를 인식하는 것이 리더십 발전의 핵심입니다.

피드백을 구하고 잘 활용하면 앞으로 나아가고 개선할 수 있습니다.

기회를 인식하고 파악하십시오 - 때때로 기회를 놓칠 수도 있지만, 기회를 잡는 것은 중요합니다.

강한 긍정적 롤모델을 선정하고 그 모델에서 무엇을 배울 수 있는지 생각하십시오.

내가 돌봤던 환자들을 생각하고 그들의 하루나 그들의 삶에 변화를 주었다는 것을 알고 있습니다. - 이것은 내가 하는 모든 일에서 집중과 원동력이 되었습니다.

간호사가 되는 것은 특권적인 직위이며 모든 학생과 간호사가 이것을 진정으로 인정하고 소중히 여겨야 합니다.

인터뷰 12.6

트레이시 험프리(Tracy Humphrey) 교수

에든버러 네이피어 대학교 보건사회학부 학장

나의 사전등록 교육은 1990년대 후반 스코틀랜드 북부의 작은 대학을 졸업하는 것(diploma level)이었습니다. 나는 지역 종합병원과 농촌 지역사회를 넘어서 경험을 확장해야 한다는 것을 알았고, 그래서 졸업 후 스코틀랜드의 북동부로 옮겨 대규모 3차 산부인과 병동에서 일했습니다. 병동의 규모와 이송 때문에, 나는 여성에 대한 높은 의존적 간호, 신생아 집중치료, 전문적 산부인과 서비스, 유산과 같은 분야에서 기술을 습득할 기회를 얻게 될 것으로 생각했습니다. 그 당시 나의 꿈은 몇 년 후에 돌아와 농촌에서 공동체의 조산사가 되어 나중에 팀장으로 승진하는 것이었습니다. 그것은 그 당시에 꽤 무리하게 계획된 느낌이었고 그것을 성취하기 위해 내 경력의 대부분을 집중해야한다고 생각했습니다. 교육을 계속 받는 것이 직업적 포부를 달성하는 데 필수적인 부분이라는 것을 알고 있었기 때문에, 학위를 받기 위해 전일제로 일하고 시간제로 공부했습니다. 내 생각을 더 배우고 발전시키고 싶었고, 솔직히 말해서 그 경험은 정말 즐거웠습니다.

학사학위를 마치고 나서 석사학위 과정을 시작했습니다. 다시 말하지만, 나는 이 일을 직장의 누구와도 의논하지 않았습니다, 왜냐하면 롤모델이 없었기 때문입니다. 임상실무에서 일하는 조산사 중 어떤 사람도 석사학위를 가지고 있지 않았습니다. 제가 알고 있는 유일한 조산사들은, 대학 부속 연구센터에서 일하거나 대학에서 가르치는 사람들이었습니다. 저는 연구조산사나 교육자가 되기를 열망한 것이 아니라 단지 도전을 받고 새로운 지식과 기술을 배우는 것을 즐겼을 뿐입니다. 나는 지원했고 그때 '선임 간호사'로 승진했습니다. 나는 조산사 주도의 분만병동에 소속되어 있었고, 서비스를 제공하는 8명의 조산사로 이루어진 팀에 속해 있었습니다. 나는 그 역할에서 정말 성장했습니다. 그것은 내 첫 경험이었고, 그 당시 내가 생각했던 것, 리더였습니다. 나는 더 자율적이고, 서비스 개발에 더 많은 영향을 미칠 수 있었고, 더 실무 중심적이었으며 내가 받은 교육을 다른 사람들에게 정보로 제공할 수 있었습니다. 이 일을 2년 반 동안 하고 나서야 분주한 분만병동에서 가장 최고 선임자로 승진했습니다. 약 2년 동안 근무하면서 나는 스코틀랜드 정부, NHS 스코틀랜드 교육부, 그리고 보건재단의 지원을 받는 연구훈련계획에 대한 광고를 보았습니다. 그 당시 박사학위를 받은 조산사들은 별로 들어보지 못했고 그래서 산부인과 동료들로부터 많은 지원을 받지 못한 것은 당연한 것이었습니다. 그러나 나는 분만과 여성의 열악한 간호경험에 대한 사전동의가 부족하다는 임상적인 문제에 상당히 좌절했기 때문에, 이 연구에 지원했습니다. 실무에 정보를 제공할 수 있으며 여성에 대한 간호서비스를 향상시킬 수 있는 연구를 할 기회라고 생각했습니다. 그것이 나를 가장 크게 동기부여를 한 것이지, 박사학위를 할 기회로 여기지는 않았습니다. 나는 지원했고 학생회나 펠로우십을 받은 유일한 조산사였습니다. 임상실무에 대한 의지를 보여주기 위해 학생 시절(3년) 내내 일주일에 하루씩 실무를 계속했습니다. 나는 의과대학 내의 다학제 연구팀에 포함되었고 이것은 내가 다른 관련 보건서비스 연구 프로젝트에 참여할 수 있게 해 주었습니다. 학생 시절에는 자료수집을 돕고, 분석을 하고, 제안서를 작성하면서 이러한 프로젝트를 지원하기 시작했고, 졸업할 무렵에는 외부적으로 자금을 지원받는 연구에 공동 지원자가 되었습니다. 이것은 내가 박사과정을 거치는 동안 "연구하는 훈련"을 하게 해 주었는데, 이것이 이후로 매우 귀중한 경험이었습니다.

3년 만에 박사학위를 마치고 스코틀랜드 북동부에 있는 조산사 컨설턴트 직책에 지원했습니다. 나는 이 역할을 3년 이상 수행했습니다. 이 일은 내가 임상실무에서 혁신적인 조산사 주도의 진료를 개발하고 서비스 제공과 실무를 선도하는 꿈 같은 일이었습니다. 나는 교육, 연구, 정책적 역할도 했습니다. 그것은 내게 스코틀랜드와 영국에서 국가적인 일을 할 수 있는 경력이 되었고 나는 산모와 신생아 정책의 정부고문이 되었습니다. 또한 애버딘 대학의 산과 및 부인과 명예 연구교수가 되었습니다. 이 기간에 나는 로버트 고든 대학 간호학 및 조산학부의 방문교수가 되었습니다.

2012년에 조산사 역할의 임상교수로 임명되었는데, 그것은 대학과 NHS가 공동 임용하는 것이었습니다. 두 조직에서의 내 역할은 임산부 서비스 시스템에 대해 전반적으로 검토하면서 임산부 서비스/조산, 서비스 혁신 및 평가와 임상 리더십과 관련된 전략적 리더십의 제공이었습니다. 대학 내에서 나는 산모와 아동 건강 학술개발 그룹의 리더였습니다. 여기에는 프로그램 전달, 연구/학술 및 상업화도 포함되었었습니다.

그 후 2015년에 간호학과, 조산학과, 사회복지과 학장으로 현재의 역할을 맡게 되었습니다. 이 대학은 영국에서 가장 큰 간호학교와 조산학교의 하나입니다.

(1) 자신의 전문적인 리더십에 영감을 준 것은 무엇입니까?

'전문적인 리더십과 관련된 나의 첫 번째 영감은 등록 전 교육이었습니다. 그것은 스털링 대학의 하이랜드 캠퍼스에서 이루어졌고, 따라서 우리는 오직 두 명의 강사로 구성된 작은 조산사 교육팀으로부터 교육을 받았습니다. 이것이 "롤모델"에 대한 내 첫 번째 경험이었고 우리의 두 강사는 신뢰할 만했습니다. 그들은 국내외적으로 조산사로서 진정한 경험이 있었고, 이러한 경험을 교실에서 가르쳤으며, 내게는 그 주제가 아주 실감 났습니다. 그들은 지역사회 임상에서 존경받았고, 그들이 우리와 기꺼이 공유하고 토론한 현대의 조산 실무와 정책에 대한 통찰력과 중요한 의견을 가지고 있었습니다. 그들의 열정은 전달되었고 그들은 진정으로 학생으로서 우리를 아껴주었고, 내가 그들을 자랑스럽게 여기게 되었다는 것을 여러분도 알 수 있을 것입니다.

그 이후로, 경력에서 네 가지의 비공식적이고 공식적인 멘토/롤모델을 가졌고, 주로 내 전문적인 리더십에 영감을 주었습니다. 내게 있어 그들은 믿을 만하고, 박식하며, 일관된 행동을 보여 왔으며, 선견지명이 있고, 자기주도적이며, 근면하고, 헌신적이었습니다. 또한 동정심이 많고, 공정하며, 다른 사람들에게 공감했습니다. 그들은 내게 어떤 사람이 되어야 하는지 영감을 주었고, 또한 내가 그것을 잘 해보지 못했음에도 잠재력이 무엇인지 알아차릴 수 있는 사람이기도 했습니다. 나는 자신에게 충실하면서 리더십에 대한 그들의 접근을 모방하려고 노력해 왔습니다.

만약 내가 정직하다면, 그리고 나는 이것이 지금 덜 관련이 있다고 생각하지만, 좋은 롤모델이 아닌 다른 사람들로부터 전문적인 리더십에 관한 영감을 받았다고 생각합니다. 주변 사람들과는 다르게, 또 더 잘해야 한다는 것을 알고 이끄는 법을 터득했습니다.

최근까지도, 나는 간호나 조산사를 위한 리더십 프로그램이 인위적이라고 생각했고, 특별히 통찰력 있다는 것을 발견하지 못했습니다. 그러나 내가 확보한 플로렌스 나이팅게일 장학금에 대해서는 그렇게 말할 수 없을 것입니다. 아마도 그것은 산업, 예술, 드라마 그리고 우리가 많은 것을 배울 수 있는 다른 분야나 전문가들로부터의 예를 사용했을 것입니다. 그것은 또한 맞춤형 요소를 가지고 있어서 내 경력의 일반적인 과정/프로그램보다 더 적절하게 자신의 필요에 맞게 맞출 수 있을 것입니다.

궁극적으로, 내 전문적인 리더십을 고무시킨 것은 환자 간호와 경험을 향상시킨 것입니다. 그것이 내게 가장 동기부여가 되었습니다. 이것은 진부하게 들리지만, 궁극적으로 우리가 여기서 하는 일을 하는 이유인 것처럼 그것은 정말로 그렇습니다. 전문직에 대한 것이 아니라 건강을 증진시키는 것이 제일 중요한 것입니다.

(2) 간호학생이 리더십 유형과 기술을 개발할 수 있도록 어떤 조언을 하시겠습니까?

주변의 "지도자"들에게 주의를 기울이고 그들의 행동이 긍정적이든 그렇지 않든 다른 사람에게 어떤 영향을 미치는지 반영하여 비추어 보고 그들에게서 배워야 합니다.

모두에게 맞는 것은 없습니다. – 모든 상황에서나 모든 사람과 함께 작동하는 하나의 유형을 찾을 수 없을 것입니다. 무엇을, 누구를 이끌고 가느냐에 따라 적응할 필요가 있습니다.

다른 전문직과 학문으로부터 배울 것이 많으므로 간호와 조산학 이상의 리더십 이론을 찾아 읽어보십시오.

리더십 기술 발전에 필수적이기 때문에 자기반성은 필수적입니다.

여러분의 능력을 향상시킬 것이기 때문에 피드백을 요청하는 것을 두려워하지 마십시오.

자신의 행동이 다른 사람들에 의해 어떻게 해석될 수 있는지 생각해 보되 지나치게 분석해서는 안 됩니다.

활동 12.1

여기서 소개된 6명의 지도자의 이야기를 읽은 후 다음 사항을 생각해 본다.

- 이러한 리더의 '스토리'에서 어떤 핵심 이슈를 발견하였는가?
- 롤모델이 지금까지 여러분의 경력에 얼마나 중요한 역할을 했다고 생각하는가?
- 어떤 측면의 조언이 가장 큰 반향을 일으키는가?

리더십의 주요 특징

제시된 리더십에서 두 가지 핵심적이고 강력한 주제인 롤모델과 전문적인 리더십이 확인되었다.

1) 롤모델

면담을 한 많은 리더는 롤모델이 자신의 경력에 중요한 영향을 미쳤다고 지적하였다. 특히 이들의 롤모델로서의 전문적인 리더십의 영향은 제시된 사례에서 주목되었다. 파울러(Fowler, 2012)는 롤모델의 중요성과 이것이 실무에 대한 지식의 전이에 의해 직원에게 미칠 수 있는 영향력을 지적하였다. 많은 다른 저자는 경력개발의 필수적인 부분으로 롤모델의 중요성을 인식했다(Alan et al., 2008; Gibson, 2004; Cleary et al., 2013). 리더로서의 롤모델은 물론 간호학생이나 신규 간호사에게만 중요한 것이 아니라, 전문직 전체에 계속해서 중요한 영향을 미치고 있다. 애니언우(Anionwu, 2009)는 어려운 정책 문제에 대해 목소리를 높이는 데 있어 전 세계의 간호리더들의 중요성을 인식함으로써 이를 입증했다.

2) 전문적인 리더십

롤모델도 전문적인 리더십을 제공한다고 주장할 수 있다. 맥크레드 클락(Macleod Clark, 2014: 98)은 최근 몇 년간 간호계가 확인 가능한 전문적인 리더십의 부족으로 어려움을 겪어 왔다고 말한다.

> "전문적 비전 없이 조직적 변화만을 지속해 강조하는 것은 임상실무에서 강력한 리더를 배출하는 경로 개발을 방해했습니다."

그녀는 임상 학술 연구와 리더십이라는 맥락에서 이것을 주장하지만, 그 주장의 핵심은 강한 간호리더들이 '전문적 비전'을 가질 필요가 있다는 것이다. 즉, 간호계가 환자간호, 간호정책, 간호직의 진보를 옹호할 수 있는 목소리를 가질 필요가 있다. 같은 저널에 실린 프레시워터(Freshwater, 2014)도 세계 보건의 불가피한 측면인 의료 분야의 끊임없는 변화 문제에 대처하기 위해서는 전문적인 리더십이 필수적임을 시사한다.

요약

- 다른 사람들의 목소리를 들음으로써 많은 것을 배울 수 있다. 이 장은 자신의 경력을 발전시킨 사람들에게서 듣고 배울 기회를 독특하게 제공했다. 그들의 조언은 여러분의 경력, 성격, 장점, 약점, 리더십 스타일과의 관련성을 고려할 수 있는 방식을 제공한다. 그것들은 전문직의 롤 모델로서 작용하는데, 문헌은 우리의 사고에 중요한 영향을 미치는 것으로 보고 있다. 마지막으로, 그들은 '전문적' 목소리를 내는데, 그 마음속에는 간호의 발전과 진보를 가져오는 목소리가 있다.

참고문헌

01 Wangensteen, S., Johansson, I.S. and Nordström, G. (2008). 'The first year as a graduate nurse – an experience of growth and development'. Journal of Clinical Nursing, 17(14): 1877–85.

02 https://study.sagepub.com/taylor Allan, H.T., Smith, P.A. and Lorentzon, M. (2008) 'Leadership for learning: a literature studyof leadership for learning in clinical practice'. Journal of Nursing Management, 16(5): 545–55.

03 Anionwu. E. (2009). 'Strong nursing leaders are role models for students'. Nursing Standard, 23(51): 26.

04 Cleary, M., Horsfall, J. and Jackson, D. (2013). 'Role models in mental health nursing: the good, the bad and the possible'. Issues in Mental Health Nursing, 34: 635–6.

05 Fowler, J. (2012). 'Professional development: from staff nurse to nurse consultant. Part 6: Importance of role models'. British Journal of Nursing, 21(5): 311.

06 Freshwater, D. (2014). 'Board editorial: The challenge of global leadership: managing change, leading movement'. Journal of Research in Nursing, 19(2): 93–7.

07 Gibson, D. E. (2004). 'Role models in career development: new directions for theory and research'. Journal of Vocational Behavior, 65(1): 134–56.

08 Macleod Clark, J. (2014). 'Guest editorial: Clinical academic leadership – moving the profession forward'. Journal of Research in Nursing, 19(2): 98–101.

13장

간호학생이 기대하는 롤모델

학습목표

1. 리더로 준비할 수 있는 간호학생의 위치에 감사한다.
2. 과거 리더십 경험을 설명하고 미래 리더십을 위한 계획을 세운다.
3. 리더로서의 잠재력을 발휘할 수 있도록 돕는 영감을 설명한다.

주요개념

- 간호학생, 리더십, 리더

서론

이 장의 목적은 간호학생으로서 학부과정을 거쳐 간호사가 되기까지 리더가 되거나 될 수 있는 방법을 현실화하는 것이다. 간호학생이 자기 나름대로 리더로 발달되고 있다고 믿고 있으며, 리더 잠재력을 충분히 발휘하도록 돕고 싶다. 이 책에서 모든 저자는 리더로 나아가고 있는 간호학생에게 초점을 맞추었는데, 예시들은 리더십 기술을 전체적으로 확장할 수 있는 방법을 제시한 사례이다. 이 장에서는 간호학생이 다양한 경험을 쌓고 자신이 리더라고 느끼는 방식과 '좋은' 리더십으로 보았던 것을 표현한 것이다. 이를 위해 9명의 간호학생과 면담을 했다. 면담의 목적은 다음과 같다.

- 리더십 학습의 경험과 주요 순간에 영감을 살피는 것이다.
- 간호학생이 리더라는 관점을 발견하는 것이다.

면담내용은 당시 학생들에게 가장 중요한 것으로 보였던 리더십의 측면을 설명하고, 이 책에서 논의된 것 중 일부와 연관짓는 것을 목표로 한다. 면담을 한 간호학생들에게 각각의 인터뷰를 정리한 것을 보내고 내용이 맞는지 확인하게 했다. 또한 그들은 자신의 이름을 사용하는 데 동의했다.

여기에서 읽은 것이 간호학생의 학습에 고무적이고 통찰력을 주기를 바란다. 간호학생이 놀라운 사람들이라는 것을 알고 있었지만, 말하는 것을 들었을 때 직업에 대한 헌신에 겸손해졌다. 면담에 응한 모든 학생에게 감사한 마음을 전한다.

인터뷰 13.1

에이미 트랜(Amy Tran) – Calm during the storm

에이미는 20세로 3학년에 재학 중이며 아동청소년 간호 분야를 실습하고 있고 이전에 어린이집에서 일했었다.

지도자는 상황을 통제하고, 모든 사람에게 무슨 일이 일어나고 있는지 확실히 아는 사람이다. 가장 중요한 것은 리더십의 통제와 구조이다. 또 다른 중요한 점은 리더가 의사소통을 잘하고, 다른 사람의 신뢰와 존경을 받는 사람이라는 것이다. 리더의 지식과 능력을 믿을 수 있고 리더를 한 사람으로서 신뢰하는 것이 중요하다. 리더는 또한 그들 자신에 대한 믿음을 가져야 하고, 그들이 하고 있는 일에 자신감을 가져야 한다. 남들이 자기를 믿게 하려면 스스로 자신을 믿어야 한다는 생각이 든다. 침착한 것도 중요하다. 어느 날 간호사가 내게 너무나 큰 영감을 주었는데, 그 간호사는 침착하였고 사람들을 대하는 태도도 침착했다. 한번은 불안해하는 부모가 있었는데, 그 간호사가 그들과 의사소통하는 방식은 너무나 차분했다. 그녀의 몸짓, 그녀가 질서를 유지하는 방식, 그녀가 모든 사람에게 어떻게 말하는지가 모두 인상적이었다. 나는 사람들이 그들이 할 수 있는 것보다 더 많은 일이 몰려오는 상황에서 대처하는 모습에 감명을 받았다. 간호사는 그것을 관리할 수 있었고, 전체 환경을 차분하게 만들어서 마치 폭풍이 몰아치는 상황에서 고요함을 느끼게 하였다.

일단 직원들과 환자, 환자의 부모와 관계를 맺으면 신뢰를 쌓았기 때문에 관계가 핵심이 된다. 내 경우에는 아이의 건강을 최우선으로 부모들을 안내할 때였다. 부모에게 절차를 설명하고, 아이의 주의를 끌기 위해 재미있는 비누거품을 꺼낼 것이라고 말했다. 아주 짧은 시간이었지만 친분을 쌓을 기회가 되었고, 부모와 아이는 훨씬 편안해했다. 부모와 아이에 대해 말하게 하는 것은 신뢰를 쌓는 데 도움이 되었고 내가 아이의 주의를 끄는 것을 도왔다.

인터뷰 13.2

캐롤 러플리(Carol Roughley) – Standing up and having a voice

캐롤은 48세로 성인간호 분야에서 실습하는 3학년 간호학생이며
이전에 병원에서 자원봉사를 했었다.

간호리더는 의료진 전체가 함께 일을 잘할 수 있게 돕는 능력을 가진 사람, 누구나 접근하기 쉽고 모든 사람을 존중하는 사람을 말한다. 나는 지금 그런 사람과 일하고 있다. 그녀는 정말 대단하다. 그녀에 대해 말하는 사람은 누구나 감탄하며 그녀에 대해 이야기한다. 그녀는 모든 사람에게 사랑받고 있다. 그녀는 정말 전문적이고, 자상하고, 학생을 지도하기를 좋아한다. 나는 그녀의 병동으로 가서 며칠 후에 배치를 받을 것이라고 말했다. 그녀는 사실 꽤 바빴지만 잠시만 사무실로 들어오라고 하며 말했다. "우리는 네가 여기 오기를 정말 바라고 있어." 그녀는 병동에서 학생들이 진심으로 환영받는다고 느끼게 만들었다. 그녀는 대단한 간호사이다. 그녀는 상황을 정확히 이해하고 민원이 발생했을 때 환자와 보호자의 말을 경청하는 것 외에는 아무것도 하지 않았다. 한마디도 하지 않았으며 방어적이지도 않았다. 그녀는 단지 사과하고 다시는 이런 상황이 일어나지 않도록 수단과 방법을 가리지 않고 노력할 것이라고 말했다. 환자와 보호자는 병원에서 자신들을 배려하고 있다고 느끼는 것 같았다.

간호학생이 변화를 일으킬 수 있다고 믿지만 무안하지 않게 침묵할 때도 있다. 그리고 실습현장 직원으로부터 조용히 하라는 제재를 받거나 간호학생이 내 일이 아니라고 느끼게 하는 것은 바람직하지 않다고 생각한다. 실제로 환자를 위해 최선을 다하려는 사람들이 문제로 인식되는 것은 얼마나 슬픈 일인가? 사람들은 그들의 말이 경청되고 있다고 느껴야 한다. 나는 사람들이 환자의 경험과 필요를 진지하게 받아들이는 것을 매우 중요하게 생각한다. 내 손을 잡거나 누군가의 어깨에 손을 얹을 시간이 필요하다.

나는 작년에 본머스(Bournemouth)에서 열린 로열간호대학 회의에 참석했다. 100명의 학생들 앞에 서야 했고 거기에는 간호사도 몇 명 있었다. 그리고 마지막에 간호사들이 나에게 다가와서 말하기를 "당신 덕분에 이제는 임상현장에서 의견을 표현하려고 한다."라고 하였다. 나는 그들이 훌륭하다고 생각했다.

인터뷰 13.3

엠마 월턴(Emma Wolton) – Transition

엠마는 29세로 최근 아동청소년 분야 간호사로 면허증을 받았다.

나는 리더십이 좋은 팀, 성공적인 팀에 속해 있다고 말하고 싶다. 직원의 사기를 높이는 것은 좋은 리더가 갖추어야 할 중요한 덕목이다. 확실히 서로 다른 스타일의 리더십이 있고 다들 각각의 리더십에 맞추어 가는 것이라고 생각한다. 리더는 보통 팀을 조직하고, 주도적인 역할을 하는 사람이라고 생각한다. 하지만 팀원 사이에서 좋은 실무를 보여주고 그것을 공유하는 역할 모델도 있다고 생각한다. 내가 간호학생으로 있을 때, 리더가 되어 우리를 가르쳐 준 아주 훌륭한 멘토가 있었다. 그는 달변가였고 경험이 많고 자신의 재능을 알고 있었다. 그는 친절했으며 팀 내에서 존경을 받았다. 또한 매우 박식하고 많은 경험을 가지고 있어서 신뢰할 수 있었다. 환자와도 좋은 관계를 맺고 있었고, 그들에게 재미있는 사람이었다. 그는 특히 심각한 상황에서 사람들을 진정시킬 수 있었고, 사람들이 자신감을 갖고 스트레스를 받지 않게 하였다. 그 간호사는 후배 간호사들에게 영감을 주었고, 앞으로 자신이 속한 부서를 만들어 갈 방향을 제시하고 배우고 싶은 열망을 갖게 하였다.

간호학생 시절에는 리더처럼 행동한 것 같지 않았지만, 임상에 있는 간호사들이 신문기사나 다른 정보를 통해 최근 정보에 접근할 수 있는 사람은 간호학생이라고 언급한 경우가 있었다. 임상실습에서 잘못된 점이 있을 때, 만약 형편없거나 무자비한 간호가 행해진다면 근무 중인 간호사가 어떻게 대처해야 하는지 비판적 사고로 접근할 수 있는 사람은 간호학생이라고 생각한다.

이제 나는 자격을 갖추게 되었고, 미래에 동료로 함께 일할 학생들에게 책임감을 느낀다. 개인적으로 신입 간호사 시기에는 어려움이 상당히 많다는 것을 알고 있다. 신입 간호사는 의료인으로서 책임을 지니고 있기 때문에 간호학생이 간호사가 된다는 것은 도약이라고 생각한다. 환자간호의 리더가 되고 그 안에는 많은 책임이 있다.

인터뷰 13.4

루이사 맥기(Louisa McGee) – Leading other students

루이사는 아동청소년 간호학을 전공하는 3학년 학생으로 25세이며,
학교 밖에서는 주로 성인이 있는 곳에서 의료보조원으로 일했다
(https://study.sagepub.com/taylor 참조).

나에게 리더는 필요한 경우 지도받고 의지할 수 있는 사람, 훈계와 감시보다는 이끌어 주는 사람, 도움이 필요하면 의지할 수 있고, 학습을 지원하고 촉진할 수 있는 사람이다.

내가 실습하던 곳에서 어느 바쁜 날, 한 환자가 공격적이어서 몇몇 환자가 정말 불안해했고 주변 사람에게 좋지 않은 영향을 주고 있었다. 그때 수간호사는 그것을 정말 잘 처리했다. 그녀는 특별히 다르게 말하지 않았지만, 그들을 모두 진정시킬 수 있었다. 그녀는 직설적이면서도 친절했다.

이제 3학년이 되어서 1학년과 2학년 학생들이 나를 리더로 보고 있다는 것을 알고 있다. 왜냐하면 내가 1학년 때 그랬기 때문이다. 나는 두려움에 떨었던 것을 기억하며 이 학생들이 어떻게 느끼는지 안다. 모범을 보여야 한다는 생각이 든다.

인터뷰 13.5

클레어 베니(Clare Benney) – Learning through example, not hierarchy

클레어는 27세이고, 성인 간호학과 2학년이다.
할아버지를 간호한 경험이 있었고 캄보디아의 의료센터에서 자원봉사를 했었다.

간호실습에서의 리더십은 아마도 일반적인 리더십과는 다르며 일정한 전문지식이 필요하다고 생각한다. 지식기반, 의사소통 및 개인적 기술이 필요하다. 감수성이 예민하고 동정심이 많고 열심히 일해야 한다. 지금 내가 일하는 곳은 정말 급박한 환경이고, 리더십이 항상 책임자에게서 나오는 것은 아니다. 내가 학생으로서 간호사로부터 지도를 받는 것은 항상 서열에서 내가 어디에 있는가에 관한 것이 아니라 한 사람으로서 내가 누구인가에 관한 것이다.

나는 영감을 주는 리더십을 여러 번 보았다. 인상적이었던 것은 내가 본 두 번째 심장

마비(첫 번째 심장마비는 난장판이었고 확실한 리더십이 없었기 때문에 나를 정말 불안하게 했다) 상황이었다. 주임간호사는 너무나 침착했고 업무를 확실하게 처리했다. 그녀는 모든 상황을 순조롭게 만들었다. 그 상황은 보호자 면회시간이었고, 환자는 건강이 좋지 않았지만 심장마비는 예상하지 못했다. 환자가 딸에게 말을 걸다가 심장마비가 일어나자 딸은 비명을 질렀다. 나는 의료보조원과 함께 들어가서 우리가 훈련받은 대로 침대를 꺼내기 시작했다. 모두 신속하게 그곳으로 모였지만, 주임간호사가 그곳에 있는 순간 그녀는 그저 침대의 머리맡에 서서 침착하게 "Clare, 이것 좀 해 줄래", "OO간호사, 그렇게 해 주겠니?"라고 말했다. 마취과 의사와 심폐소생술팀이 도착했을 때 그녀는 여전히 그 역할을 유지했고, 심폐소생술팀장이 도착했을 때 그녀가 상황을 잘 통제하고 있었기 때문에 그것을 중단시키지 않았다. 그녀의 상황통제력은 침착함에 있었다고 생각한다.

또 다른 예는 우리가 임종을 앞둔 젊은 여성 환자를 돌볼 때였다. 그녀는 많은 자녀가 있었고 상태는 빠르게 악화되고 있었다. 집에 가고 싶어 하는 그녀를 위해 간호사들은 주도적으로 행동해서 4시간 만에 집에 데려다 줄 수 있었다. 퇴원팀, 전용차량팀, 지역사회 간호사에게 전화를 걸었다. 그 병동이 바빴기 때문에 환자의 요구를 들어줄 수 없다고 거절하기 쉬웠을 것이다. 간호사들은 문제해결 접근법에서 긍정적인 역할모델이었다. 한 간호사는 매우 자신감 있고 역동적이며 환자를 옹호했다. 다른 한 간호사는 매우 조용히 말하고 인내심을 보여주었다. 그들은 서로 다른 사람들이지만 같은 지식기반, 환자 중심의 태도, 그리고 가능한 접근법을 모두 공유한다. 그들은 정말로 나의 리더십 학습을 촉진시켜 주었다.

인터뷰 13.6

한나 레깃(Hannah Leggett) – Leading by example

한나는 33살로 정신건강 간호학과 2학년이 끝나가고 있다.
그녀는 17세부터 주로 학습장애아 돌봄에 관한 경험이 많았고,
그 후 다양한 환경의 민간기업에서 근무한 경험이 있었다.

좋은 리더는 조직적인 기술을 가지고 있고, 일을 잘 처리하고, 모든 사람을 행복하게 한다. 좋은 리더십은 직원들과 좋은 관계를 맺고, 사람들이 해야 할 일을 하면서 행복을 느낄 수 있도록 해야 한다. 다른 사람의 견해에 대해서도 개방적이어야 한다. 리더는 유

능해야 하고 책임을 져야 하며 또한 사람들에게 동기를 부여해야 한다. 나는 리더십이 기준과 가치를 만드는 것이라고 생각한다. 그래서 리더십은 위에서 아래로 내려가는 것이다. 예를 들어 모범적으로 이끌어가는 것이 리더십이다. 사람들은 해야 할 일이라는 말을 듣는 것보다 자신이 그 일을 하고 있는 이유를 알 때 일을 잘 하는 경향이 있다고 생각한다. 만약 어떤 일을 하는 이유를 이해한다면, 그것은 일을 올바르게 하며 그 일에 대해 책임을 질 가능성이 더 높다. 내가 중요하게 여기는 또 한 가지는 담당 간호사가 다른 사람들처럼 열심히 일하면서 그들만이 할 수 있는 일의 책임을 맡아야 할 때, 그리고 교대근무 중 어떤 일을 맡아야 할 때이다. 간호사는 다른 팀원들을 지지하고, 앞으로 일어날 일의 과정과 문제에 대해 이야기했다. 사람들이 화가 난 문제점에 대해 이야기하고 그들이 지지받는 느낌을 받게 했다. 그녀는 공정하고 유능했으며 사람들은 그녀를 신뢰했다. 또한 환자들과 좋은 관계를 구축했고 친절하고 행복했다. 그녀는 모범을 보여 주었다!

인터뷰 13.7

로렌 톰프셋(Lorraine Thompsett) – Changing and challenging practice

로렌은 성인간호학과 3학년에 들어갈 준비가 된 2학년 학생이다.
그녀는 44세이고 정맥주사 요법, 유방조영술 보조자로 훈련을 받았다.

간호리더십은 주변 사람들에게 본보기가 된다. 이미 일어나고 있는 일에 도전하고 다른 실무 관점을 보여주는 일을 하는 것이다. 리더는 사람들을 가르치고, 경험을 공유하는 데도 적극적이다. 실무에서 좋은 본보기를 만들어 사람들이 기존의 실무보다 더 낫다고 느낀다면 당신을 따를 것이다.

나의 마지막 멘토는 많은 영감을 주었고 그녀처럼 되고 싶게 만들었다. 그 병동에서, 그들은 팀 내에서 잘 받아들여지지 않는 개별 간호보다는 팀 간호를 맡고 있었다. 그녀는 관리자가 아니라 선임 간호사였지만 모든 사람에게 그녀의 견해를 말했다. 그녀는 계획을 세우고, 스프레드시트를 만들고, 한 시간 간격으로 사람들을 모아 의사소통을 하고, 짧은 보고를 함으로써 팀 간호에 힘을 쓰고 있는 상황에서 모든 사람이 더 쉽게 일할 수 있게 했다. 그녀는 단호했고, 그들이 환자를 돌봐야 하는 팀이라는 견해를 피력했다. 그녀는 사람들의 말을 경청하였고 쉽게 접근할 수 있었다. 사람들에게 불쾌감을 주지 않고 해야 할 일을 말하는 능력이 있었다. 그녀는 아주 침착했다.

나는 내 위치에서 실무에 도전하고 그것을 변화시켰다. 나는 그들이 특정한 위치에서 무엇을 하고 있는지 의문을 제기했고 왜 그들이 그런 식으로 그것을 하고 있는지 물어보았다. 사람들은 "우리가 지시를 받았기 때문에"라고 대답하였다. 한 가지 예를 들면 환자에게 아침식사를 제공하는 방식에 관한 것이 있었다. 나는 개선을 위해 선두에 서기로 결심했고 배식하는 방식을 바꾸었다. 나는 환자를 부드럽게 깨우고 선택을 돕기 위해 무엇을 원하는지 물었다. 나는 환자들이 익숙했던 것과는 다른 방식으로 접근하고 있었다.

인터뷰 13.8

브리아니 팔코너(Briannie Falconer) – Stepping up

브리아니는 22세이고 아동청소년 간호학과 2학년이다.
그녀는 2년 동안 군대에서 전투 의료기술자로 복무했고,
남아프리카의 정신장애 아동들을 위한 센터에서 자원봉사를 했었다.
그녀는 또한 치매센터에서 일했었다(https://study.sagepub.com/taylor 참조).

간호실무에서 리더십은 주도성과 학습의지를 보여주는 것이다. 때로는 사람들이 꼭 원하지 않는 결정을 내리고 앞에 나서는 것이다. 그래서 좋은 날뿐만 아니라 나쁜 날에도 리더가 되어야 한다.

내가 있던 병동의 수간호사는 영감을 주는 지도자였다. 어느 날 그녀는 매우 괴로워하는 엄마로부터 "오늘 아이가 수술 받는 날이라는 것을 알지만 내가 뒤돌아 있는 순간 아이가 동생의 시리얼을 한 입 먹었다"라는 전화를 받았다. 수간호사는 수술에 오지 말라고 쉽게 말할 수 있었지만 팀과 논의해서 그들이 무엇을 할 수 있는지 알아보겠다고 말했다.

그녀는 그 팀과 연락을 취하러 가서 아이가 수술을 받을 수 있게 대기목록에 올렸다. 그녀는 그 날 아침에 해야 할 다른 일들이 있었지만, 그것을 미루고 아이의 수술일정을 챙겼다. 그녀는 아이의 옹호자였고 그 병동 간호사들에게 좋은 모범이 되었다. 이것이 모든 환자를 위해 간호사가 해야 할 일이다. 그녀는 상황에 접근하는 방식에서 역할모델이 되었다. 항상 쉬운 길을 택하지는 않았지만 대안을 찾았고 침착했다. 그녀는 어떤 것도 고칠 수 없기 때문에 스트레스를 받을 필요도 없고 당황할 필요도 없다고 말했다. 결코 우쭐거리지 않았고 가장 먼저 나서는 사람이었다. 나에게 간호학생으로서 내가 가질

수 있는 영향을 과소평가해서는 안 된다고 말했다. 그녀는 그 환경 안에 있는 모든 사람의 중요성과 내가 실제로 학생으로서 역할과 책임을 가지고 있고, 내가 누군가에게 긍정적인 영향을 미칠 수 있다는 것을 알고 있었다. 그녀는 내가 나서서 항상 "내가 해도 될까요?"라고 묻는 학생이 될 수 있음을 깨닫게 했다. 튀지 않으면서 적극적으로 보이고 싶은데 그녀와 함께 일하면 그렇게 된다는 것을 깨닫게 되었다. 나는 단지 내가 하고 있는 일에 대한 사랑을 보여주고 있었다.

유니폼을 입고 임상실무에 나서는 순간, 어떤 환자나 가족이라도 유니폼을 입었기 때문에 당신을 리더로 보게 될 것이라고 나는 생각한다.

인터뷰 13.9

로라 베릴(Laura Berrill) – Caring in leadership

로라는 21세의 아동청소년 간호학과 3학년생으로,
간호대학에 들어오기 전 놀이지도자로 일해 왔다.

내 생각에 리더십은 수준과 상관없이 어느 시점에서 우리가 하는 일이라고 생각한다. 1년차든 2년차든, 팀을 돌보는 병동관리자든 말이다. 그건 그저 직원으로서 서로를 돌보는 것의 일부일 뿐이다. 나는 자신이 주도하고 있다는 것을 인식하지 않고도 주도할 수 있다고 생각한다. 사람들에게 처음으로 무언가 하는 방법을 보여주거나, 그들을 돕고 그들을 이끌고 있지만 "나는 당신보다 위에 있다"라고 말하지 않는다. 다른 사람들을 가르치는 것이 학생이 맡는 리더십 역할이라고 생각한다.

나는 관리자가 사무실에 앉아서 사람들에게 무엇을 하라고 말하고 그들 스스로 그 어떤 것도 하지 않는 것을 참을 수 없다. 그들은 당신에게 무엇을 해야 하는지를 말해 주지만, 실제로 그들은 그중 몇 가지를 하는 것이 어떤 느낌인지 알지 못한다. 당신을 지지할 사람이 있다는 것, 바로 뒤에서 문제 발생 시 즉시 중재해 줄 것이라는 것을 아는 것은 정말 감사한 일이다. 리더십은 또한 개인적인 어려움을 겪을 때 누군가에게 배려하는 반응을 보여주고, 학생으로서 얼마나 잘하고 있는지에 대해 솔직하게 말해 주는 것이다.

나는 학생들을 배치하고 그들을 가르칠 기회를 얻는 것을 좋아한다. 나는 자신감이 넘치며 꽤 침착하다. 나는 특별한 상황에서 학생이 되는 것이 어떤 것인지 공감할 수 있는 훌륭한 간호사와 멘토들을 만났다.

활동 13.1

- 각 인터뷰에 대해, 리더의 유형과 마음의 울림을 주는 단어나 구절을 적어 본다.
- 또한 이야기에서 언급하는 리더십 이론의 관점을 확인해 본다. 예를 들어, 학생 중 그들이 묘사하는 리더들의 특성이나 행동을 확인할 수 있다.

몰리 케이스 MOLLY CASE

마지막으로, 나는 몰리 케이스(Molly Case)에 대해 기록하고 싶다. 몰리는 간호사, 시인, 그리고 구어 예술가이다. 2013년 RCN 회의에서 몰리가 자신의 시 중 하나인 'Nursing the Nation'을 공연하면서 주목을 받았기 때문에 여러분 중 일부는 몰리를 알고 있을 것이다. 그 당시 그녀는 간호학생이었다. 이 시의 단어는 돌봄에 언론의 많은 관심이 있었던 시기에 영국 전역에 걸쳐 수천 명의 간호사에게 울림을 주었다. 이 언론보도와 관련된 이야기는 몰리가 그녀의 시에서 간호학생을 '당황하는' 존재로 다룬 것을 때때로 지목했다.

동영상 사이트(www.youtube.com/watch?v=XOCda6OiYpg 참조)에서 그녀의 공연을 볼 수 있다. 몰리는 간호사로서 평범한 것처럼 보이는 것에 대해 간호학생의 열정, 동기부여, 전문지식을 일깨워 준다. 그녀는 계속해서 보건서비스 잡지에서 선정한 영감을 주는 여성 목록에 이름을 올렸다. 여러분 모두가 자기 생각을 가지고 있고 그것을 이용해서 변화를 일으킬 수 있다.

NURSING THE NATION

A woman comes in,
too young to bear this;
she's got a disease that will make her miss –
her daughter's wedding day,
her first grandchild being born.
How would that feel, to have that all torn

away from you?

I can't answer that question,
it's not my place to say,
but I can tell you what we did for her,
how we helped her get through the day.
A cup of tea there and one for all her family,
as they came, throughout the night,
what a sight; there were loads of them.
To help her fight the awful pain of it,
paying last visits, we wouldn't let them miss it –
farewell from a brother,
last kisses with their mother –
holiest love, love like no other.

Maybe there's bad ones,
no doubt that there are,
but for this list I'm writing
we don't want the same tar-brush,
crushing our careers before they've even started;
how could you say this
about people so big-hearted?

Who would have thought we'd be having to
defend?
We don't do this for our families,
we don't do this for our friends,
but for strangers.
Because this is our vocation
and we're sick and tired

of being told we don't do enough for this nation.
So listen to us, hear us goddamn roar;
you say we're not doing enough?
Then we promise we'll do more.
This time, next time,
there's nothing we can't handle,
even if you bring us down,
show us scandal, scandal, scandal.

You remember that man covered in burns head
to toe?
I don't think you do
'cause you were on that TV show:
lipgloss—kissed women on daytime TV,
come into our world, see things that we see.

One lady, passing, had no relatives to stay.
We sang her to sleep, let angels take her away.
Were you there that day when we held her
hand?
Told her nothing would harm her,
that there was a higher plan.
Saw her face as she remembered a faith she'd
once held,
watched her breath in the room as she finally
exhaled.

Why don't you meet us? Come, shake our hands.
Try to fit it in between having tea with
your fans.

Your hands are so soft and mine are cracked.
Why don't you let us on air?
Let us air the facts.
We've washed and shrouded people
that we've never known,
pinned flowers to the sheet
and told them they're still not alone.
Shown families to the faith room
and watched them mourn their dead,
then got back to work, bathed patients, made
beds.

Hindus, Muslims, Jews and Sikhs,
Buddhists and Christians and just people off the
street,
we've cared for them all and we love what
we do,
we don't want a medal, we just want to show you.
So listen to us, hear us goddamn roar;
you say we're not doing enough?
Then we promise we'll do more.

활동 13.2

- 몰리의 이야기와 자신의 경험을 바탕으로, 열망하는 리더십에 대한 계획을 작성하고 싶을 것이다. 그것은 간호경력을 쌓으면서 발견하게 될 많은 상황과 맥락 속에서 항상 추구해야 하는 것이다. 짧고 멋진 무언가를 제안하고 싶다. 책상이나 냉장고에 되고 싶은 리더를 붙여 둔다.

"이 사람이 내가 되고 싶고 원하는 리더이다."

요약

- 신뢰, 배려, 접근성, 존중, 타인에 대한 관심, 사람 및 환자 중심은 좋은 리더십에 중요한 특징 중 하나이다.
- 뛰어난 의사소통기술은 관계의 발전과 팀을 이끌 수 있는 능력에 매우 중요하다.
- 차분함은 어려운 상황이 발생했을 때 다른 사람들이 대처할 수 있다고 느끼게 해주는 리더의 덕목이다.

찾아보기

A

B

C

D~F

G~H

I ~ M

N

P

R ~ V